スンナリ分かる 栄養学ベーシック

深いところで理解する 「自然の意に沿った食べ方」

丸元 康生

Yasuo Marumoto

ブックウェイ

はじめに　栄養学はかたちから入りましょう

　突然ですが、皆さんは「かたち」から入る方ですか？

　かたちから入ることに抵抗はあるでしょうか？

「あなたって、いつでもかたちから入る人なのよね」、とか言われると嬉しくないかもしれませんね。

　でも、栄養学は、ぜひかたちから入ってください。

　胸を張って、堂々と。

　栄養素にはいろいろな種類がありますが、同じようなかたち（分子構造）をしているものがグループとしてまとめられているのだと考えてかまいません。かたちが似ていれば、たいてい性質や働きも似てきます。

　ですから、栄養学をこれから学ばれる方や、基礎からしっかり理解しておきたい方は、まずかたちをとらえるのが近道になるでしょう。かたちから理解を深めていけるように、この本では約半分のスペースをイラストに割いています。

　食事や栄養について随分勉強したはずなのに、つながらない知識の断片がただたまっていくばかりと感じたことはないでしょうか？見聞きした情報がまとまらず、バラバラのパズルのピースのように散らばっていたり。途中で自分の理解が間違っていることに気づいて、振り出しに戻ったり。

　栄養学はつかみどころがなく、分かりにくいというイメージを持たれている方も多いのではないかと思います。でも、からだの仕組みも、それに対する栄養素の働き方も、本質はいたってシンプルです。

物事は何でも、本質に迫れば迫るほどシンプルになっていくはずです。雑誌やネットなどで手軽に入手できる情報の多くは、本質にありのまま向き合わず、避けて通るから分かりにくくなります。一見分かりやすそうな「やさしい解説（善玉・悪玉など）」も、実体から離れたたとえ話が多く、他の要素とつながらない断片的な情報になりがちです。

　栄養学は、その本質にかかわる分子レベルから、つまり「かたち」から理解していけば、決して難しくありません。
　物事の本質を理解した時には、ストンと腑に落ちる実感があります。ずっと心の中でひっかかっていた疑問が氷解するような、アハ体験的な理解を一つ一つ積み重ねることで、自分の中に揺るがない土台を作ることができます。
　それは、皆さんの中で死蔵されていた断片的な情報もつなげて役立てていけるベースになるはずです。これから目にする情報が正しいかどうかを判断できる基準にもなっていきます。
　皆さんがこれまでに学ばれたことも、これから学ばれることも確かに役立てられる土台を作り、地に足をつけて栄養学の理解を深めていく実感を得るために、この小さな本が少しでもお役にたてば幸いです。

丸元康生

推薦のことば

2010 年、アメリカコロラド州にあるホリスティック栄養学校 (NTI) の日本提携校 (ホリスティックカレッジ・オブ・ジャパン) の設立と同じ年に、私 (平田) は、本書籍の著者である丸元康生氏と出会いました。
「袖振り合うも他生の縁」と言われるように、「この方とのご縁は、きっと末永く、一緒に仕事をすることになるな」と感じたことを、今でもよく覚えています。

同氏は、お父様の故丸元淑生氏と共に、アメリカの栄養学に精通され、2 世代にわたり、日本人のための「食と栄養」に関する文筆業に従事されてきました。
「食と栄養の話も、誰もが分かるように伝えなければいけない」という考え方は、父淑生氏から叩き込まれたと聞いたことがあります。

多くの人は、栄養学という〇〇学がつくと、敬遠しがちですが、本来、「食育」という言葉に代表されるように、人として、少しでも健康に生きたいと願うなら、日々の食事や、その恩恵について、関心を持つことが必要な時代になって参りました。

すでに、欧米諸国では、農業、畜産業をはじめとして、現代社会の食環境に対する是々非々は、一般庶民の中で、極めて関心の高いテーマの一つです。
我が国日本でも「何を食べるとからだに良い」「何を食べるとからだを害する」という声が、巷に聞かれるようになりましたが、やや

もすると、特定の食材や、健康食品 (サプリメント等) を販売するための方便と感じることも多々あります。

そのような極めて偏った「食や栄養の情報」では、場合によっては、健康どころか、健康を害することになりかねません。
そのためには、フェア (公平) な情報を得ることが鍵になります。

丸元氏の著書の特徴は、最新のトピックを有りのままに書いていることです。
その上、オリジナルのイラストを使い、栄養という営みについて、誰もが分かるよう、ビジュアル化させた描写は、大変見やすく、分かりやすい内容になっています。
更に特筆すべきは、いま、話題の「酵素」の位置づけを、正しく伝えています。
「栄養を学ぶということは、酵素を学ぶことである」と言っても、過言ではありません。

冒頭で申し上げたご縁は、今日に至るまで、同氏に、当ホリスティックカレッジの講師を務めていただくこととなり、その講座と関連スライドは、世界一分かりやすく、受講生からも、大変好評を得ております。

そのダイジェスト版として、この度、本書籍：「スンナリ分かる栄養学ベーシック」が出版されることで、一般の方々にも、このビジュアル栄養学に触れていただける機会を持てたことは、共に歩んできたものとして、この上ない喜びです。

本書籍は、心とからだをつなぐホリスティックな栄養学に、初めて触れていただく方ばかりでなく、すでに栄養士としての資格をお

持ちの方や、栄養学を学ばれた健康管理者にとりましても、大変に参考になる内容です。

　一人でも多くの方に、お読みいただきまして、「食と栄養」に関心を持っていただくことで、私たちのからだに気を配ることの大切さを実感していただけることでしょう。

令和元年5月吉日

平田ホリスティック教育財団理事長
ホリスティックカレッジ・オブ・ジャパン校長

平田（竹内）進一郎

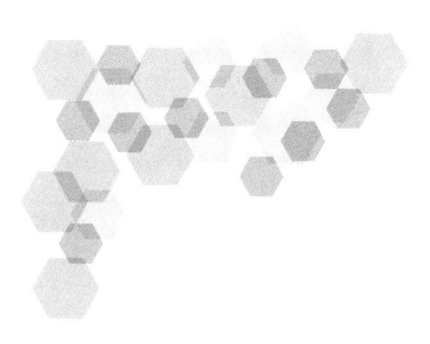

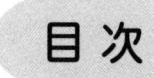

目　次

Contents

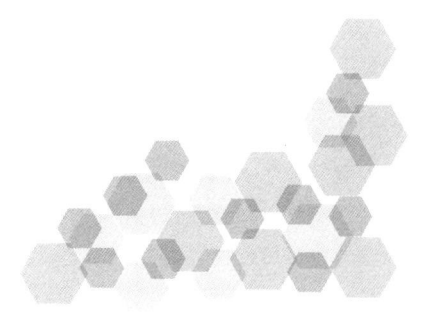

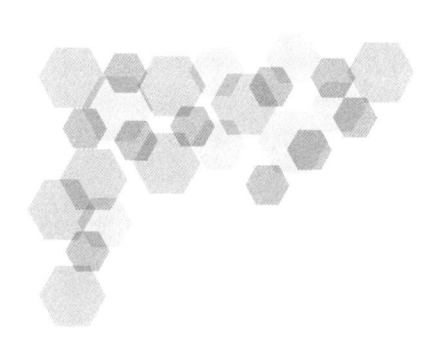

第1章

炭水化物の基礎とインスリン抵抗性

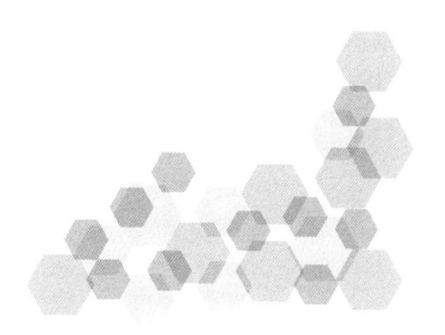

炭水化物の基本的なかたち

　炭水化物は、「単糖が集まったかたちをした栄養素のグループ」だと言えます。

　炭水化物を作る基本ブロックとなるのが単糖です。炭水化物の最小ユニットで、これ以上分解すると炭水化物ではなくなってしまいます。

　代表的な単糖は、ブドウ糖（グルコース）。でんぷんや砂糖に含まれていて、からだの基本的なエネルギー源になります。

　関節痛の話題でよく出てくるグルコサミンも単糖の一種です。

　単糖が2つつながったかたちが二糖類と呼ばれています。

　ブドウ糖と果糖がペアになった状態がショ糖。いわゆるお砂糖です。

　単糖と単糖のつながりをカットするためには、専門の消化酵素が必要です。二糖類は小さな分子ですが、消化酵素がないと分解できません。

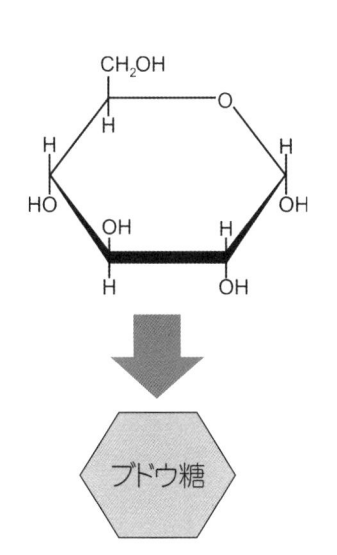

ブドウ糖

　ブドウ糖の分子構造。炭素（C）、酸素（O）、水素（H）の3種類の原子から作られています。

いろいろな単糖

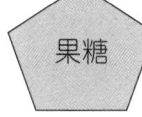

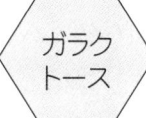

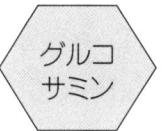

いろいろな二糖類

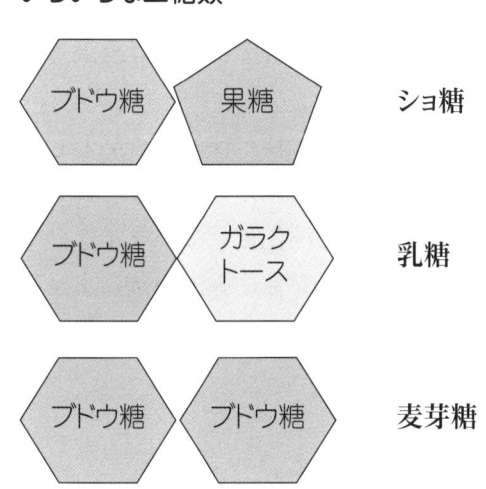

ショ糖

乳糖

麦芽糖

炭水化物の 4 つのグループ

　炭水化物には、大きく分けて 4 つのグループがあります。

　その分類の仕方はとってもシンプル。「単糖がいくつつながっているか」だけです。

　1 つだけなら単糖類、2 つなら二糖類。もう少し長いつながりが少糖類（オリゴ糖）、もっと長くなると多糖類と呼ばれています。

　オリゴ糖は、単糖が 3 つ以上、10 個くらいまで連なっています。単糖の数が 20 個くらいあってもオリゴ糖とされることもあります。このあたりの数字はアバウトです。

　オリゴ糖には、ヒトの消化管の中で消化されるものもされないものもあります。ブドウ糖だけが連なって作られているオリゴ糖などは消化することができます。

　一般的に「オリゴ糖」を話題にする場合、特定保健用食品として承認されているもの（フラクトオリゴ糖、大豆オリゴ糖など）を指すのが普通です。これらはすべて、体内で消化されないタイプのオリゴ糖です。消化されないまま腸にたどり着き、腸内細菌によって発酵されます。

炭水化物の種類

単糖類	これ以上分解できない糖

二糖類	2つの単糖で作られている

少糖類	3～10個くらいの単糖で作られている

多糖類	10個以上の単糖で作られている

ブドウ糖だけでできているオリゴ糖　ヒトの体内にある消化酵素で消化できます。

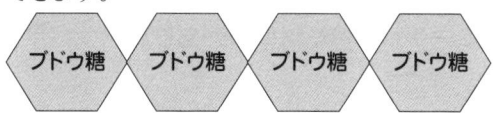

フラクトオリゴ糖　末端にブドウ糖が1つあり、そこに2～10個の果糖がつながったかたち。消化できません。

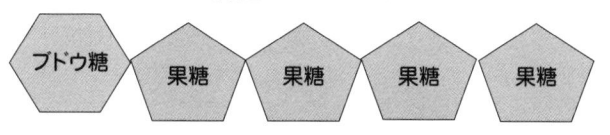

スタキオース　大豆オリゴ糖の主成分の一つ。消化できません。

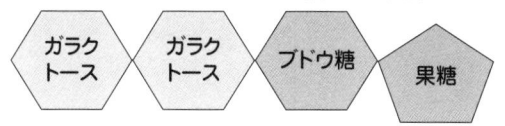

多糖類その1　でんぷんとグリコーゲン

多糖類にはいろいろなタイプがあります。

まず、「でんぷん」。

でんぷんは、植物にとっての貯蔵用エネルギーで、ブドウ糖がつながってできています。つながり方は一直線ばかりではなく、枝分かれすることもあります。

炭水化物を栄養素として体内に吸収するためには、単糖の状態にする必要があります。でんぷんは、小腸の中でブドウ糖の一粒一粒にまで切り分けられてから吸収されていきます。

この粒々をつなぎ合わせて、今度は「グリコーゲン」という多糖類が作られます。グリコーゲンは動物にとっての貯蔵用エネルギーですが、人体の中でグリコーゲンを作ってためておける場所は2つしかありません。肝臓と骨格筋です。

骨格筋とは

筋肉は大きく分けて「骨格筋」と「内臓筋」の2種類があります。骨格筋は、「骨格を動かす筋肉」であり、「自分の意思で動かせる筋肉」。「運動によって増やすことのできる筋肉」でもあります。

ためておけるグリコーゲンの量には限りがあります

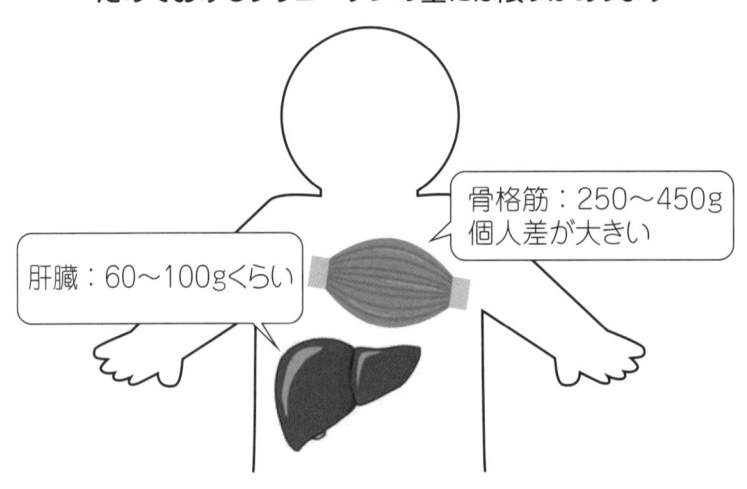

骨格筋：250〜450g
個人差が大きい

肝臓：60〜100gくらい

いろいろな多糖類

> **多糖類** 10個以上の単糖で作られている

> でんぷん　グリコーゲン　食物繊維　ムコ多糖

でんぷん

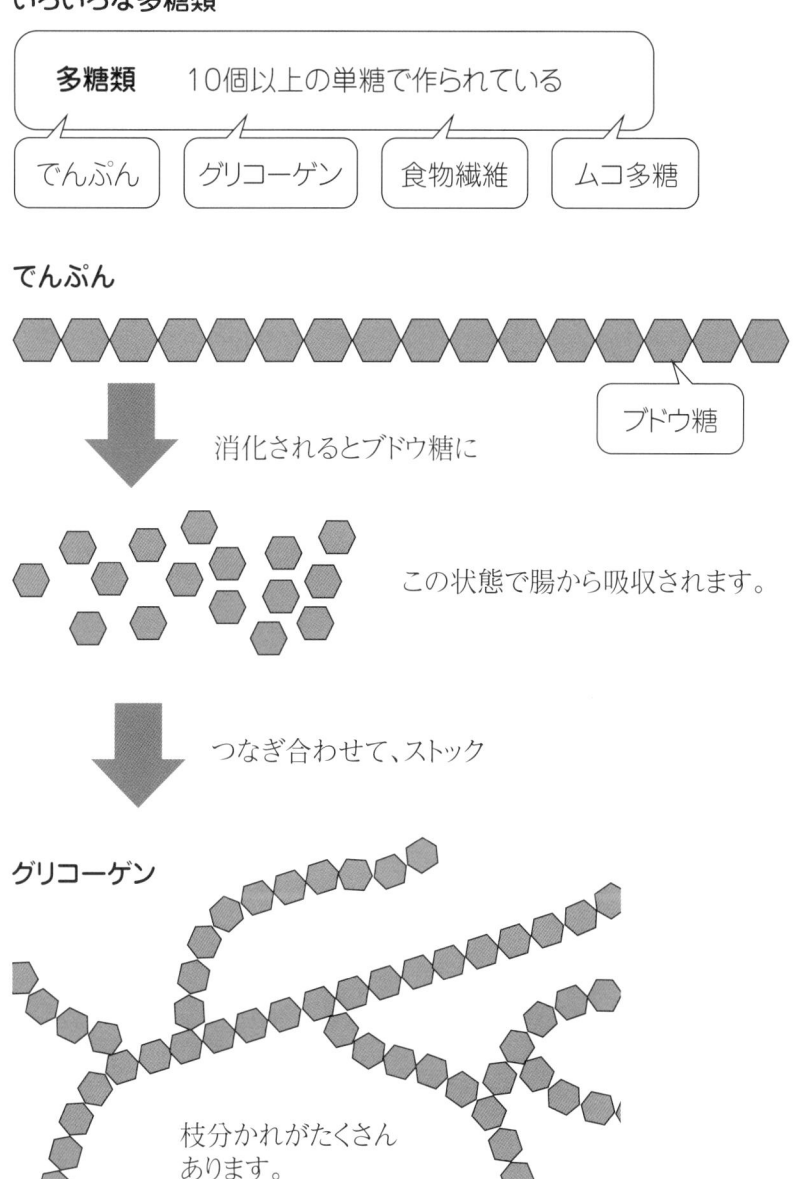

ブドウ糖

消化されるとブドウ糖に

この状態で腸から吸収されます。

つなぎ合わせて、ストック

グリコーゲン

枝分かれがたくさん
あります。

多糖類その2　食物繊維

　食物繊維も単糖がたくさん連なって作られている多糖類の一種です。ヒトの消化管で消化できない（＝単糖の状態にまで切り分けることができない）ため、そのまま排泄されたり、腸内細菌によって発酵されたりします。

　食物繊維には、水に溶けにくい「不溶性」と、溶けやすい「水溶性」の2つのタイプがあります。不溶性食物繊維は細胞壁の構成成分となり、植物の骨格を支えています（植物には骨はありませんが）。

　水溶性食物繊維は、主として植物の細胞の内側（細胞質）の構成要素になっています。

植物の細胞と食物繊維

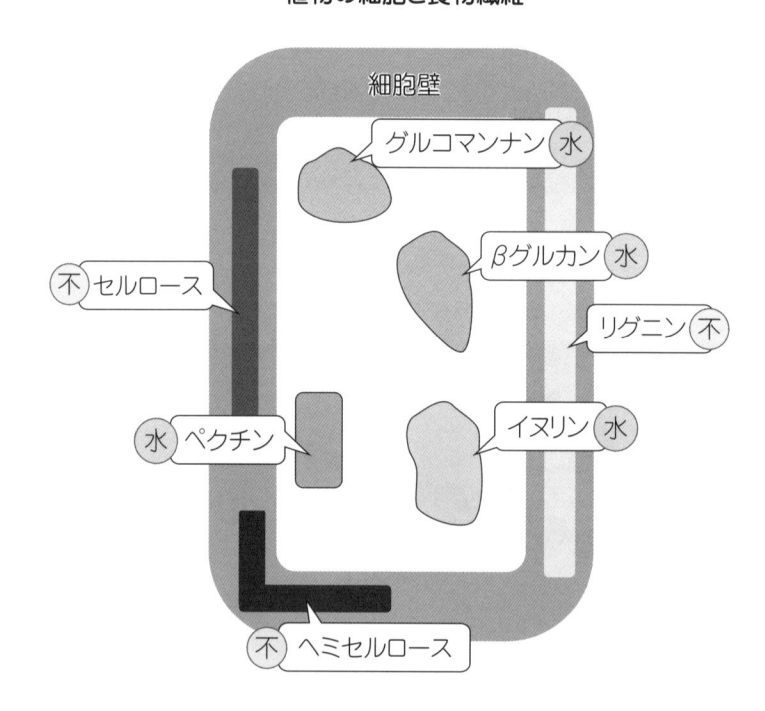

いろいろな食物繊維

セルロース でんぷんと同じくブドウ糖100%なのですが、接続の
かたちが違うので消化できません。

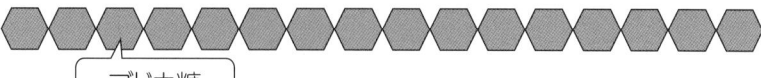

ブドウ糖

ペクチン 「ガラクツロン酸」という単糖が中心の構成ですが、
他にもいろいろな単糖が含まれています。

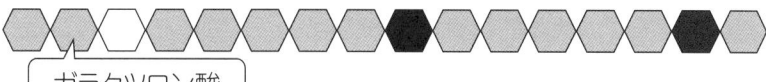

ガラクツロン酸

グルコマンナン 別名、「コンニャクマンナン」。マンノースとブドウ糖が
3：2くらいの割合でつながっています。

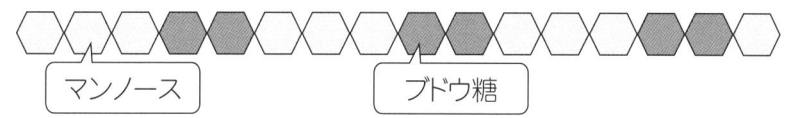

マンノース　　ブドウ糖

イヌリン フラクトオリゴ糖と似た構成ですが、果糖が100個以上
になることもあります。キクイモなどに豊富。

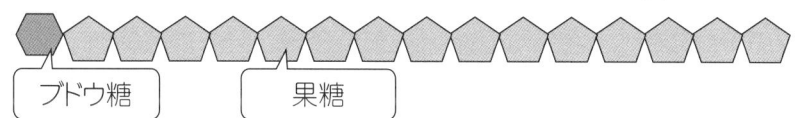

ブドウ糖　　果糖

キチン 「Nアセチルグルコサミン」が圧倒的に多く、グルコサ
ミンが少々。逆にグルコサミンが圧倒的に多い構成に
なったのが「キトサン」です。キチンとキトサンは食物繊
維の仲間に入っていますが、ムコ多糖でもあります。

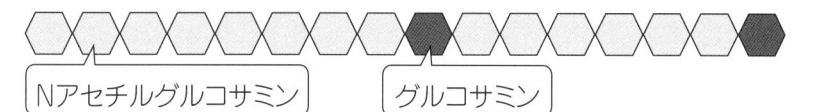

Nアセチルグルコサミン　　グルコサミン

多糖類その3　ムコ多糖類

　食物繊維は、植物にとって骨格のような存在です。ヒトの骨格の主成分はタンパク質（コラーゲンなど）ですが、多糖類の一種であるムコ多糖類もタンパク質をサポートする材料として利用されています。

ムコ多糖類とは

　いくつかの定義がありますが、一般的なのは、「アミノ糖を含む多糖類の総称」。「グルコサミノグリカン」も同じような意味で使われる言葉です。代表的なアミノ糖には、グルコサミン、Ｎアセチルグルコサミン、Ｎアセチルガラクトサミンなどがあります。

主なムコ多糖類

ヒアルロン酸　　　グルクロン酸とNアセチルグルコサミンが連なって作られています。

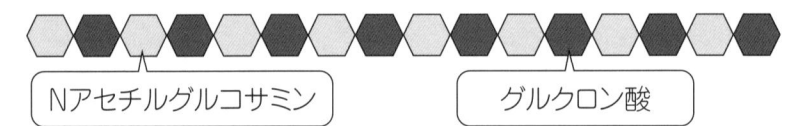

コンドロイチン　　主にグルクロン酸とNアセチルガラクトサミンで構成されています。

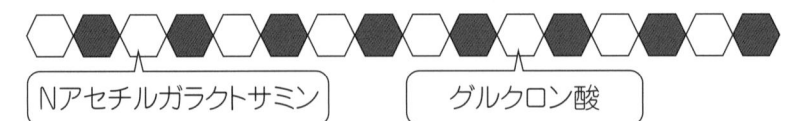

　ムコ多糖類は、タンパク質とつながって「プロテオグリカン（糖とタンパク質の複合体）」を形成します。このプロテオグリカンは丈夫な網目構造を作るので、衝撃を吸収するクッションとして役立ちます。たくさんの水分をためこむ性質があり、組織にうるおいも与えてくれます。

プロテオグリカンができるまで

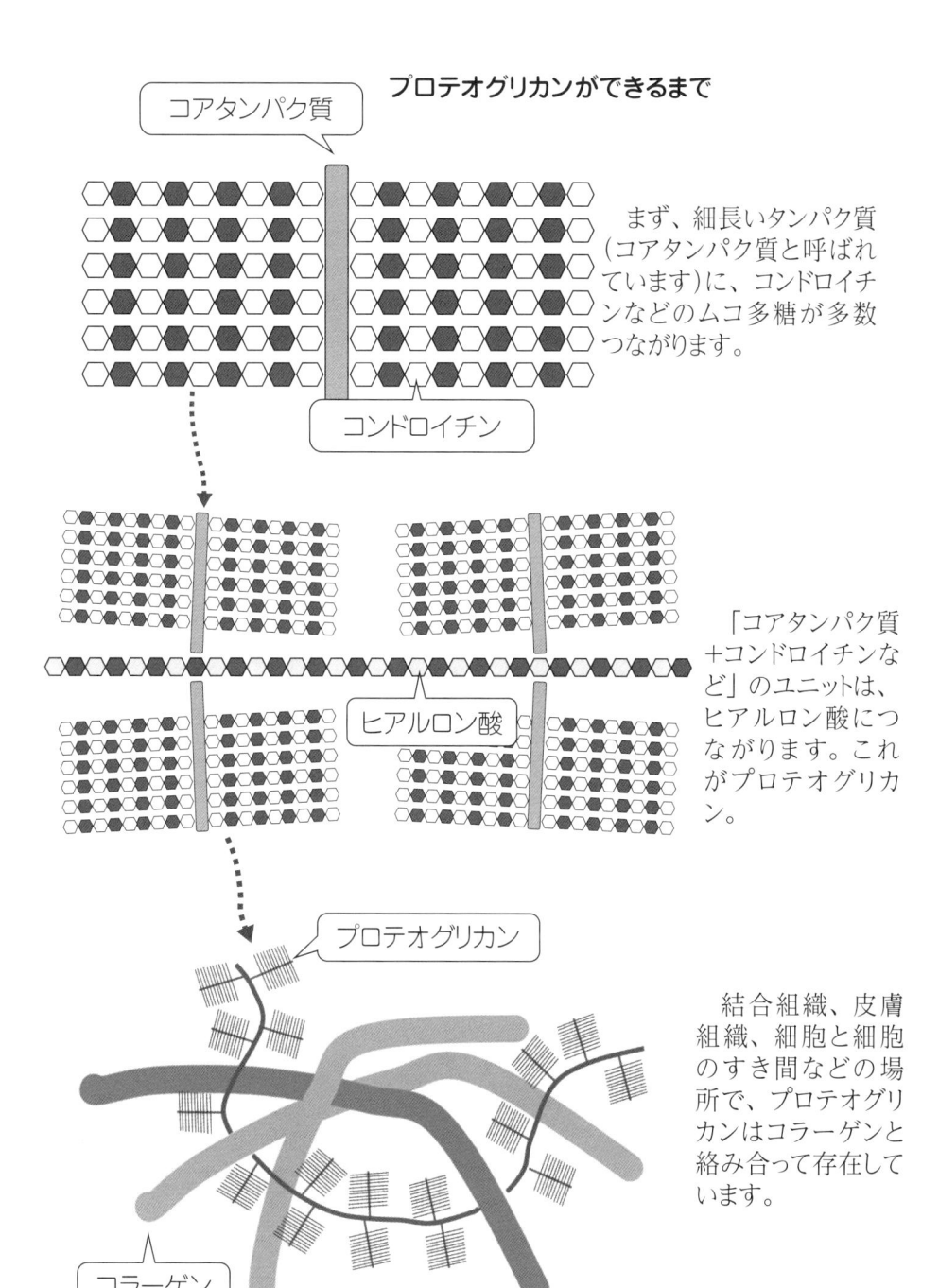

まず、細長いタンパク質（コアタンパク質と呼ばれています）に、コンドロイチンなどのムコ多糖が多数つながります。

「コアタンパク質＋コンドロイチンなど」のユニットは、ヒアルロン酸につながります。これがプロテオグリカン。

結合組織、皮膚組織、細胞と細胞のすき間などの場所で、プロテオグリカンはコラーゲンと絡み合って存在しています。

炭水化物と糖質の違い

　炭水化物と似た言葉に「糖質」があります。この2つの言葉の使い分けはあいまいでしたが、平成14年に「健康増進法」で示された定義が現在では一般的に使われています。

　まず、「炭水化物」という大きなグループがあり、子グループとして、「糖質」と「食物繊維」に分かれます。さらに糖質の中には、「糖類」という孫グループがある感じです。

　この図の中に出てくる「糖アルコール」と「合成・天然甘味料」について、簡単にご説明しておきましょう。

> **糖アルコールとは**
> 　「ブドウ糖や果糖などの単糖のアルデヒド基を還元して、アルコールに変化させた化合物の総称」とりあえず、単糖の分子構造をほんの少し変えたものと考えてください。お酒のアルコールとは関係ないので、たくさん摂っても酔っぱらいません。

　主な糖アルコールは、ソルビトール、マルチトール、キシリトール、エリスリトールなど。ほとんどの糖アルコールは、化学的に合成されています。ヒトの消化管で消化・吸収されないので、低カロリーの甘味料になります。

　「合成・天然甘味料」に含まれるのは、アスパルテームやステビアなど。分子構造的には糖の仲間ではないのですが、甘味料つながりで糖質のグループに加えられています。

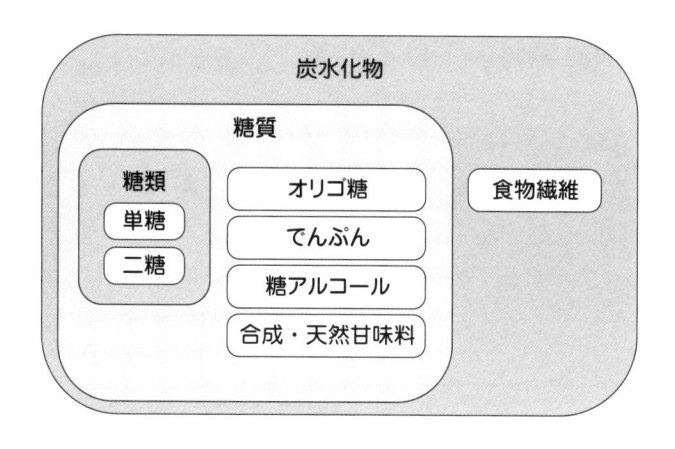

　飲料の場合、商品 100ml 中に含まれる糖質や糖類の量が 0.5g 未満であれば、「ゼロ」の表示が認められています。

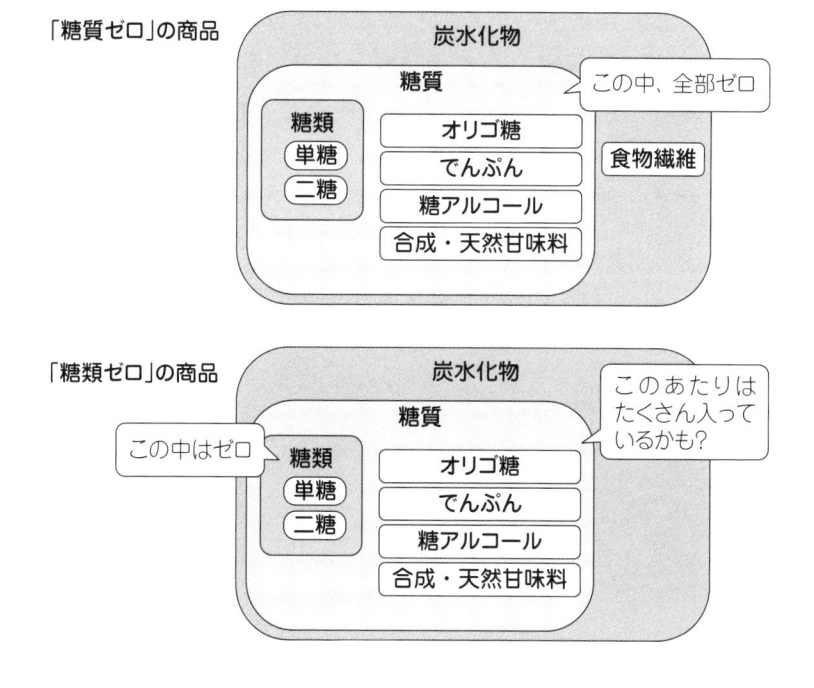

骨格筋が血糖値を下げている

ここからは、体内に吸収されたブドウ糖がどのように管理され、活用されているかをインスリンと絡めてご説明していきましょう。

食事から摂ったでんぷんは、最終的にブドウ糖の一粒一粒になって吸収されていきます。食事をしたあとは、吸収されたブドウ糖が続々と血液に入ってくるので、血糖値が上がります。

> **血糖値とは**
> 「血液中に含まれるブドウ糖の濃度。単位は mg/dl」

ドサドサと血液に入ってきたブドウ糖をどこかの臓器に取り込んでもらわないと、血糖値は下がりません。この時に、ブドウ糖の約8割を吸収してくれる最大の引き取り手が骨格筋です。

他にもエネルギー消費量の大きな臓器として、脳、心臓、腎臓などがありますが、いずれもブドウ糖を保管することができません(ブドウ糖をグリコーゲンに変えられない)。血中にブドウ糖がだぶついていたとしても、まとめて引き取る余裕はないのです。

骨格筋は、体重の 30 〜 40%を占める、人体最大の組織であり、肝臓を除けば、ブドウ糖を保管できる唯一の器官です。

食後はブドウ糖が続々と吸収されてきます。

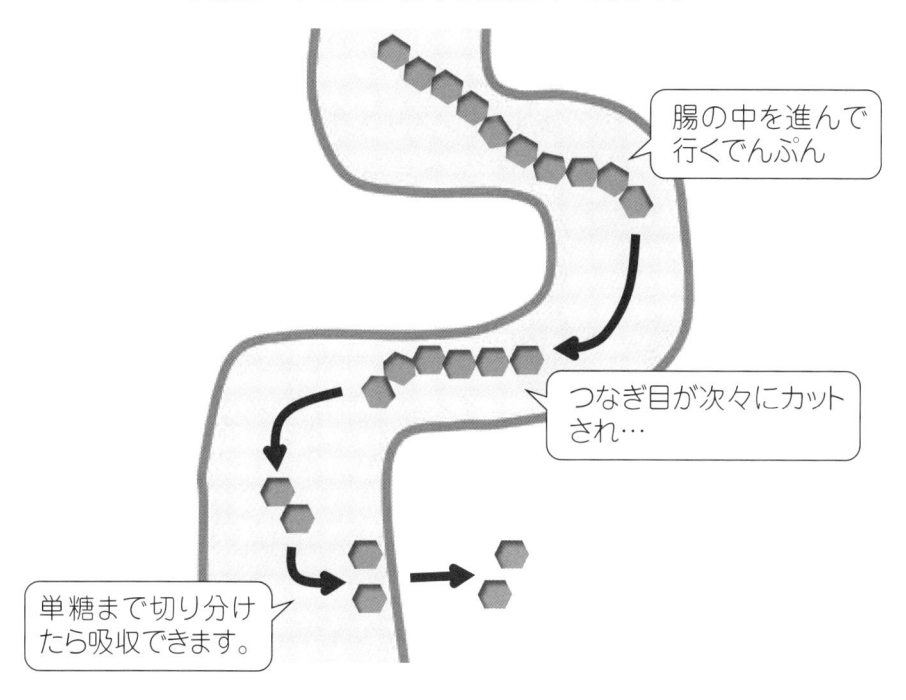

腸の中を進んで行くでんぷん

つなぎ目が次々にカットされ…

単糖まで切り分けたら吸収できます。

エネルギー消費量の大きな臓器

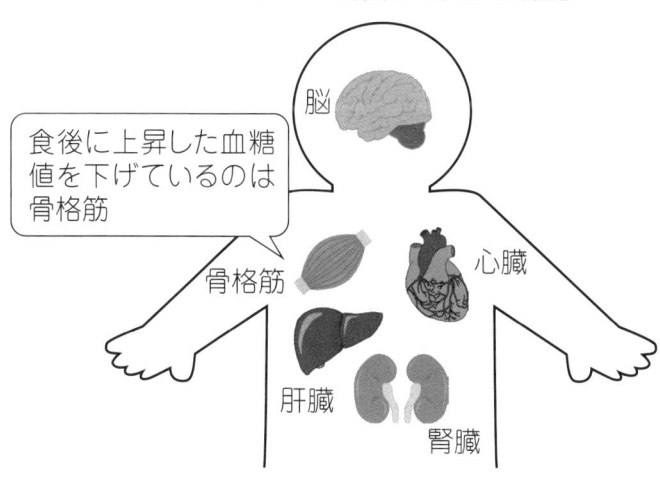

食後に上昇した血糖値を下げているのは骨格筋

脳

骨格筋

心臓

肝臓

腎臓

骨格筋がブドウ糖を取り込むメカニズム

　ブドウ糖は、骨格筋の細胞内に自力で入ることができません。必要なサポートが2つあります。インスリンとインスリン受容体です。

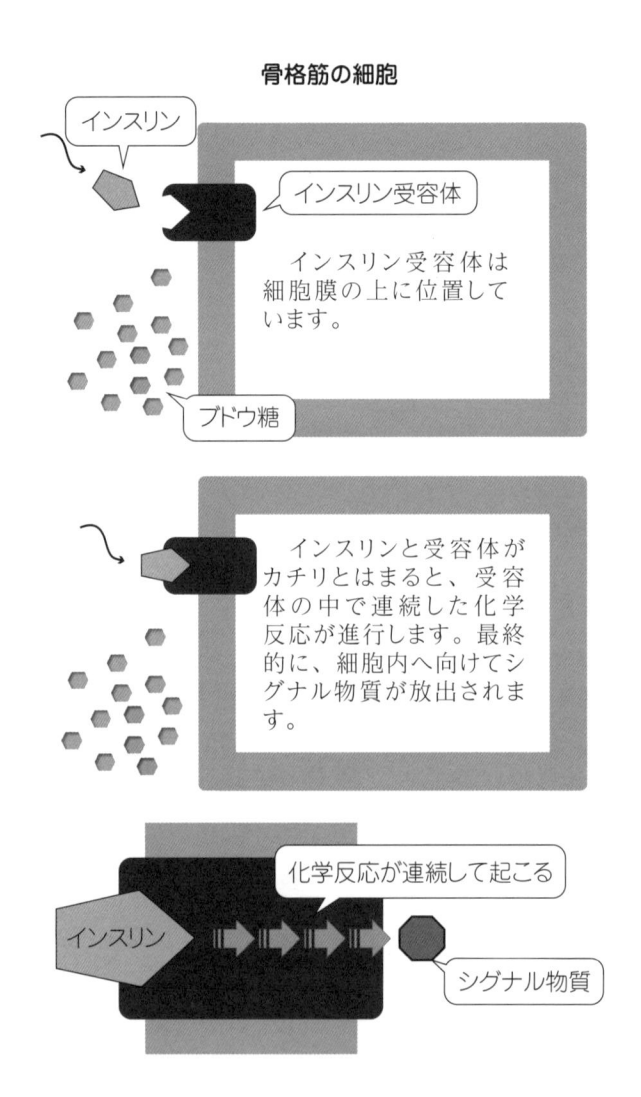

骨格筋の細胞

インスリン

インスリン受容体

インスリン受容体は細胞膜の上に位置しています。

ブドウ糖

インスリンと受容体がカチリとはまると、受容体の中で連続した化学反応が進行します。最終的に、細胞内へ向けてシグナル物質が放出されます。

化学反応が連続して起こる

インスリン

シグナル物質

シグナル物質は、細胞の中で待機していた「グルット4」と呼ばれるタンパク質を活性化させます。

> グルット（ＧＬＵＴ、グルコーストランスポーター）とは
> 「ブドウ糖を輸送するタンパク質」

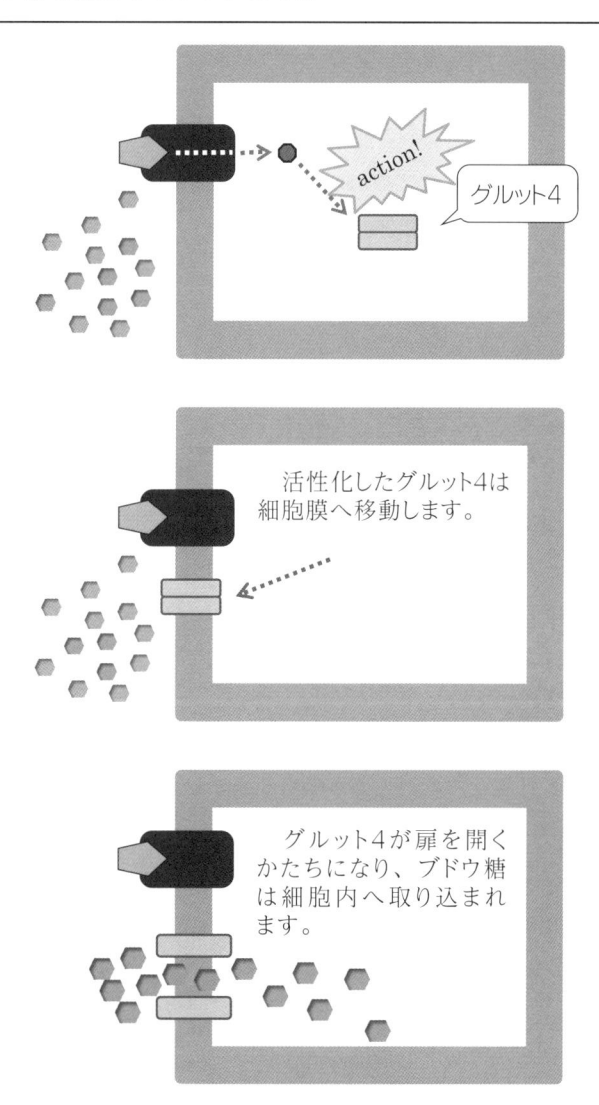

グルット4

活性化したグルット4は
細胞膜へ移動します。

グルット4が扉を開く
かたちになり、ブドウ糖
は細胞内へ取り込まれ
ます。

インスリンを必要としないブドウ糖の取り込み

　グルットは、現在までに十数種類のタイプが見つかっています。その中で、インスリンの助けが必要なのはグルット4だけです。

　脳の細胞は、「グルット1」を使ってブドウ糖を取り込んでいます。グルット1は初めから細胞膜の上に位置しているので、インスリンのサポートはいりません。

脳の細胞

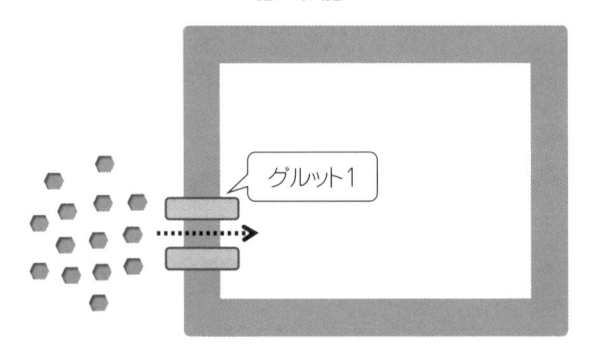

　肝臓の細胞で使われている「グルット2」も、初めから細胞膜の上にいます。グルット2はブドウ糖を濃度の高い方から低い方へ輸送する双方向のドアです。血糖値が下がった時には、肝細胞内のグリコーゲンを分解して細胞内のブドウ糖濃度を高めることで、血液中へブドウ糖を供給しています。

肝臓の細胞

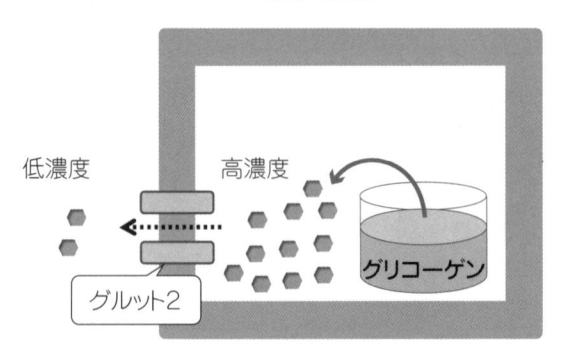

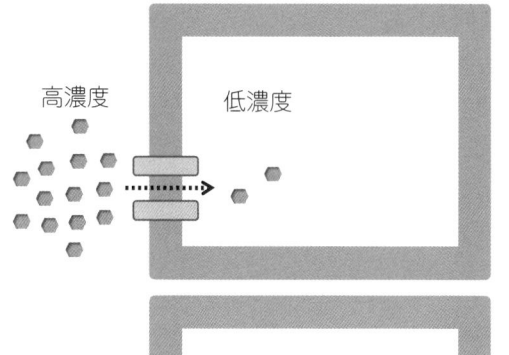

　血中のブドウ糖濃度の方が高い時（食後など）は流れが逆になり、ブドウ糖が細胞内に取り込まれます。グルット2は初めから細胞膜にいるので、インスリンの助けは必要ありません。

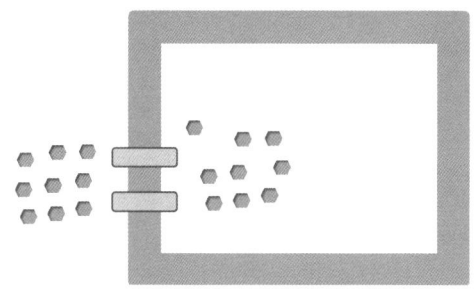

　ブドウ糖がどんどん細胞内に移動していくと、やがて両サイドの濃度が同じくらいになります。この状態だと、ブドウ糖の動きは止まってしまいます。

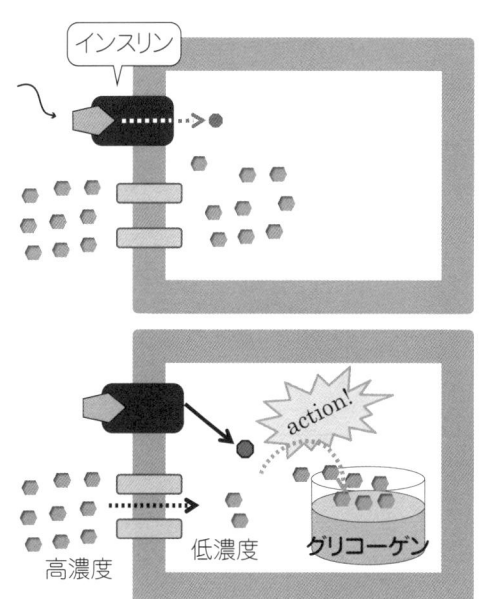

　実は、肝細胞の細胞膜にもインスリン受容体はあります。受容体にインスリンが結合すると、シグナル物質が放出されて、グリコーゲンの合成が促されます。
　肝細胞内のブドウ糖は次々にグリコーゲンに変えられていくので、細胞内のブドウ糖濃度は下がります。
　その結果、血中のブドウ糖濃度の方が高くなり、ブドウ糖は血液中から細胞内へ移動し始めます。
　このようにして、インスリンは肝細胞でもインスリンの取り込みを「間接的に」サポートしています。

1型糖尿病と2型糖尿病の違い

インスリンを十分に分泌できなければ、ブドウ糖が骨格筋の細胞内にうまく入れず、血糖値が下がりません。血糖値の上昇が異常なレベルに達すると、糖尿病と診断されてしまいます。

遺伝体質のために生まれつきインスリン分泌量が不足しているのが1型糖尿病。もともとはインスリンを問題なく分泌できたのに、次第に分泌量が落ち込んで発症するのが2型糖尿病です。

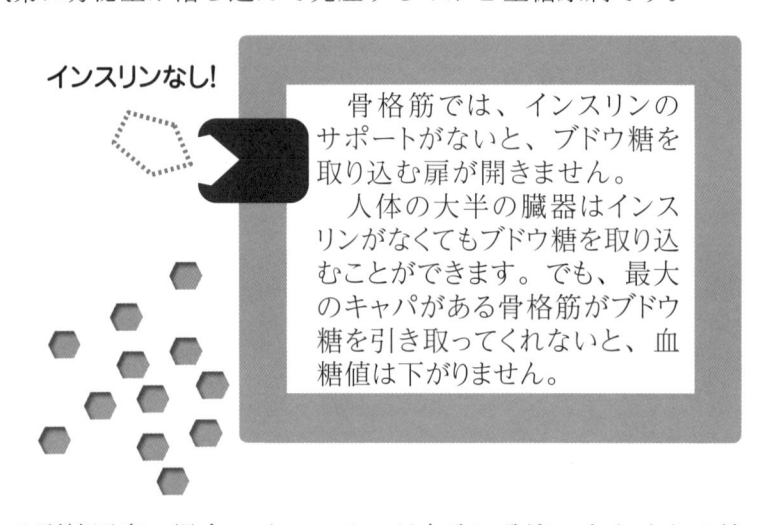

インスリンなし！

骨格筋では、インスリンのサポートがないと、ブドウ糖を取り込む扉が開きません。

人体の大半の臓器はインスリンがなくてもブドウ糖を取り込むことができます。でも、最大のキャパがある骨格筋がブドウ糖を引き取ってくれないと、血糖値は下がりません。

2型糖尿病の場合、インスリンが十分に分泌できなくなる前の段階で、インスリン受容体に異常が現れる可能性があります。これが「インスリン抵抗性」を高める原因になります。

インスリン抵抗性とは

「インスリンがうまく働けなくなっている状態」インスリン抵抗性が高まっている場合、からだはよりたくさんのインスリンを分泌して、血糖値を下げようとします。

インスリン抵抗性が高まるのには、いろいろなパターンが考えられます。いずれのケースでも、インスリンは十分あるのに、ブドウ糖が細胞内にうまく入れません。

パターン1：受容体がない

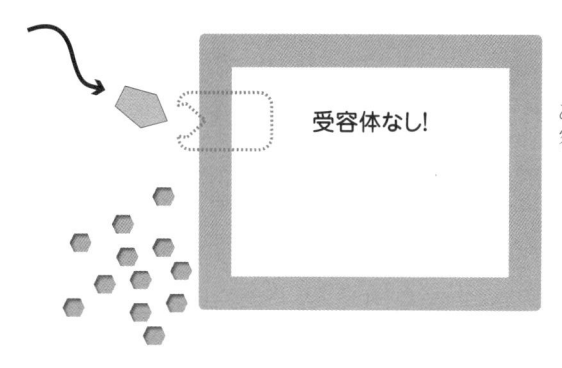

受容体なし！

カギ（インスリン）はあるのに、カギ穴（受容体）がない状態。

パターン2：受容体のかたちがおかしい

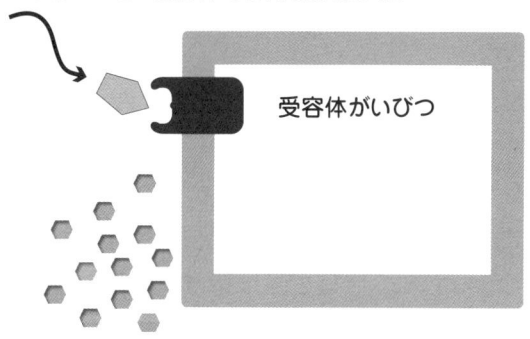

受容体がいびつ

カギ穴のかたちが合わず、カギがピタリとはまらない状態。

パターン3：受容体の感度が悪い

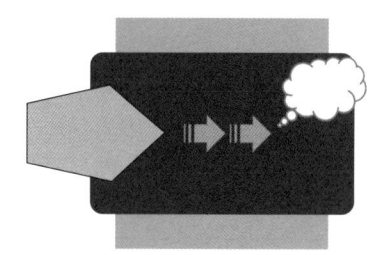

受容体の中で化学反応がスタートしても中途半端に終わってしまい、シグナル物質を放出できない状態（グルット4を活性化できない）。

2型糖尿病が進行するシナリオ

　骨格筋細胞でインスリン抵抗性が高まると、血糖値がうまく下がりません。

　そこでからだはどうするか？

　インスリン分泌量を増やします。インスリンを大量に投入して、数の力でブドウ糖を押し込もうとするのです。状況が悪化していくと、インスリン分泌量をさらに増やさないといけません。インスリンを作る担当であるすい臓への負担も増大します。

　血糖値に特に問題がないようでも、裏側ではすい臓がオーバーワークを強いられているかもしれません。その状態が長年続くと、さすがのすい臓にも疲れ果てる日が訪れます。インスリンをほとんど分泌できなくなり、血糖値の高い状態が日常化して、2型糖尿病へ進行してしまいます。

　インスリン抵抗性では、「インスリン値が高まる」ことがとてもやっかいな問題です。

　からだとしては、やむを得ない事情でインスリン分泌を増やしているわけですが、結果として体内のバランスを多方面で崩しかねません。インスリンは幅広くたくさんの仕事を受け持っているので、インスリンが増えすぎて過剰に働くと、いろいろな弊害があるのです。

インスリンとは

　「糖質を摂った時に分泌されて、血糖値を下げる」だけのホルモンではありません。「食事をした時に分泌されて、栄養素を細胞内に移動させ、細胞内での保存や合成利用を促すホルモン」と捉えてください。血糖値への作用は、インスリンが担当するたくさんの仕事の中のごく一部にすぎないのです。

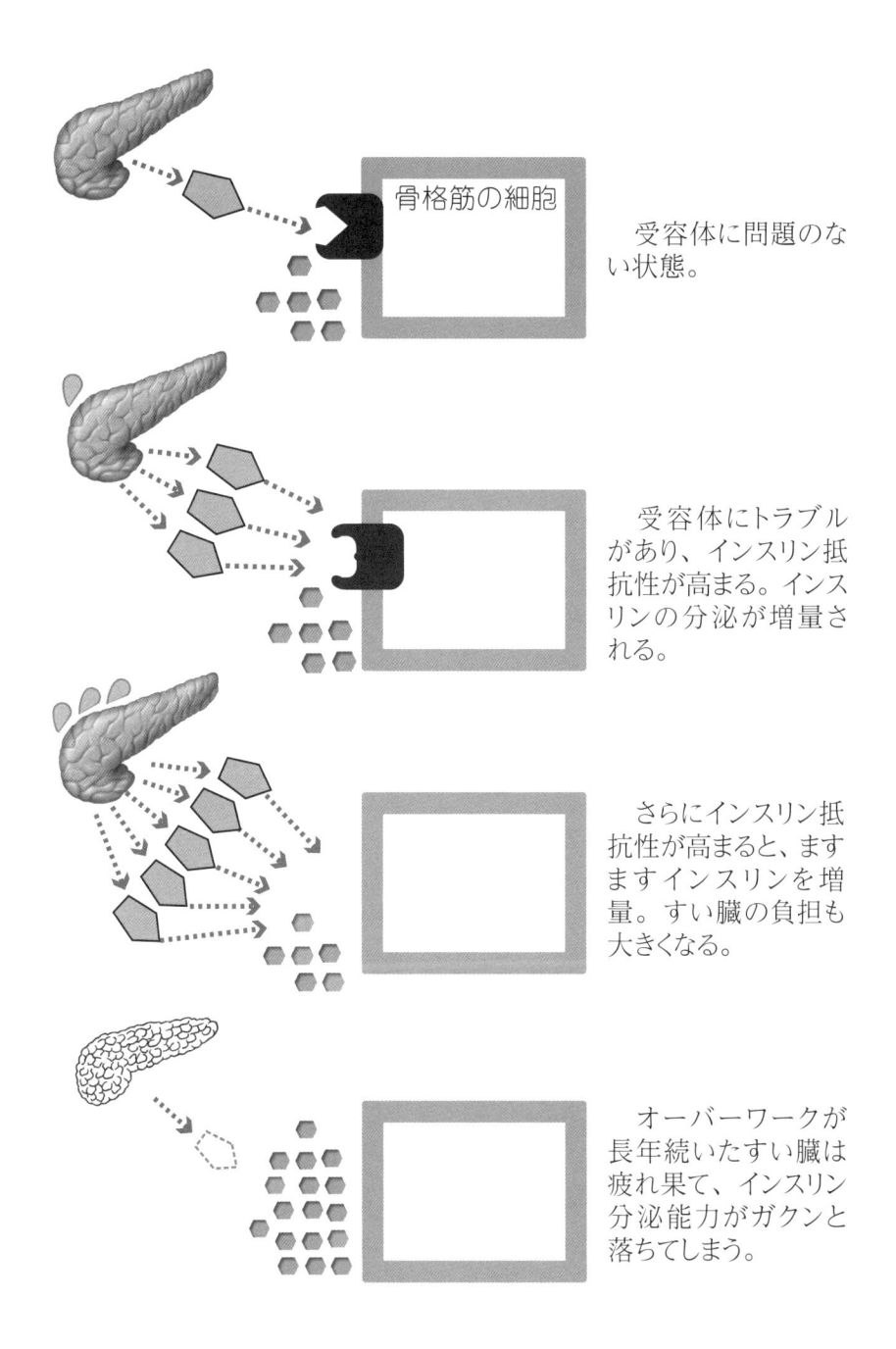

骨格筋の細胞

受容体に問題のない状態。

受容体にトラブルがあり、インスリン抵抗性が高まる。インスリンの分泌が増量される。

さらにインスリン抵抗性が高まると、ますますインスリンを増量。すい臓の負担も大きくなる。

オーバーワークが長年続いたすい臓は疲れ果て、インスリン分泌能力がガクンと落ちてしまう。

インスリンが増えると太りやすくなる

　脂肪細胞の細胞膜にも、インスリン受容体があります。ここにインスリンがカチリとはまると、細胞の吸引力がアップして、血中の脂肪酸をどんどん吸い込んでいきます。その脂肪酸が出ていかないように、すばやく体脂肪に変えて保存する収納作業も、インスリンによって促進されます。

　インスリンが分泌されている時、からだは体脂肪をためる方向にシフトします。インスリン値が異常に高まると、この貯蔵モードが過剰になってしまうのです。

　インスリンには、細胞の増殖を促したり、タンパク質の合成を促したり、タンパク質の分解を抑制したりする働きもあります。それ自体は悪いことではないのですが、インスリン値が高い状態が慢性化して、インスリンの作用が過剰になると、いろいろと不都合が起こります。

細胞の増殖が過剰になると…

　がん細胞の増殖を助けてしまう可能性があります。また、血管を作っている平滑筋細胞の増殖が異常に促進されると、動脈硬化のリスクが高まります。

タンパク質の分解が過剰に抑制されると…

　年をとるにつれて、細胞の修復やリサイクル（オートファジー）はますます重要になります。この作業にブレーキがかかると、老朽化して役目を終えた細胞や、ダメージを受けてうまく働けない細胞が放置されやすくなり、様々な疾患のリスクが高まります。

これは脂肪細胞。先ほどまでの骨格筋細胞ではありませんよ〜

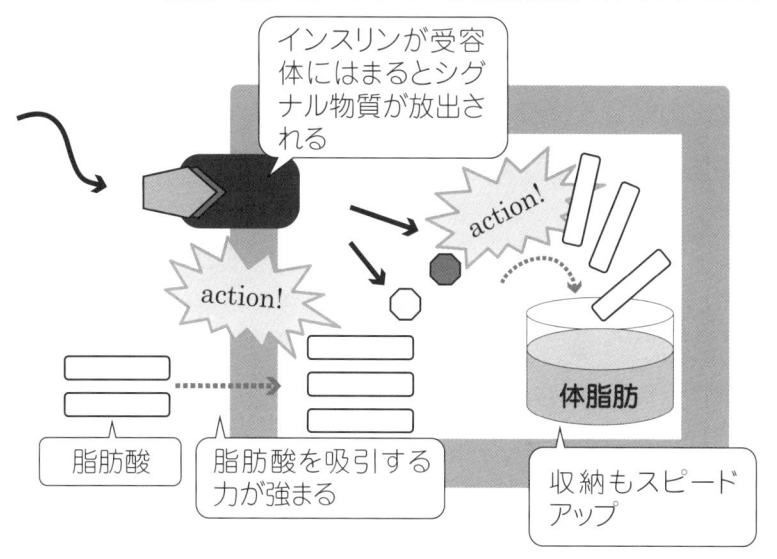

からだの中のいろいろな細胞

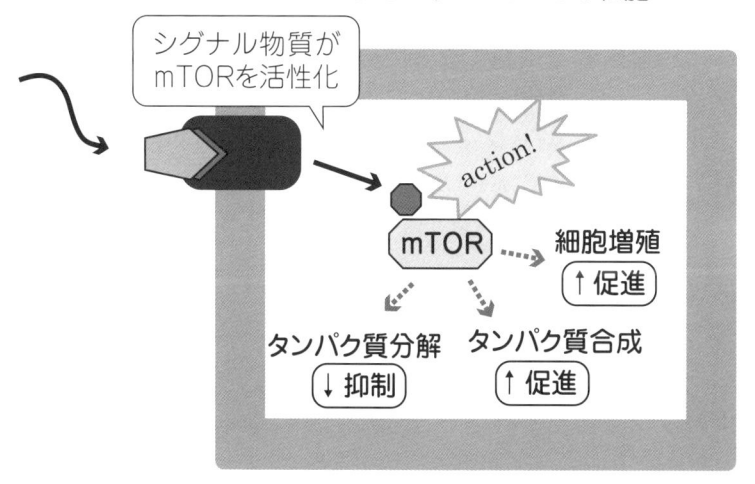

　新しい細胞を合成したり、古くなった細胞を壊してリサイクルしたりする調整メカニズムの中で、中心的な役割を果たしている分子がmTOR（エムトア）。インスリン分泌が過剰になると、mTORが強く働きすぎる可能性があります。

インスリン抵抗はなぜ起こる① 糖質の摂りすぎ

インスリンは生きていく上で欠かせないホルモンですが、インスリン抵抗性が高まって分泌量が増え続けると、体内のいろいろなバランスを崩す結果になります。

では、インスリン抵抗性はなぜ高まってしまうのでしょうか？

原因はいくつも考えられますが、第一は糖質の摂りすぎです。

「考えてみたら、炭水化物ばかり食べている」とか、「必ずご飯大盛り」とか、「ご飯のおかずに炭水化物」とか。

食間に甘いものをチョコチョコつまむのも、要注意。食後数時間すればインスリン値が下がっていきますが、そこですぐ糖質を摂ると、一日を通してインスリン値が高いまま維持されやすくなります。

このように糖質に偏った食事を毎日続けていると、細胞ではインスリンへの感度が次第に鈍くなっていきます。

ヘッドフォンで毎日音楽を聴くうちに音量がどんどん大きくなったり、35℃前後の日が普通になると30℃くらいでは暑く感じなくなったりしますね。同じ刺激が繰り返されると、まひしたように感覚が鈍っていくものです。

インスリンが大量に分泌され続けると、からだはその作用が強く出すぎるのを防ぐために、受容体の感度を落とします。これは、インスリン以外のホルモンにも同じように起こる、からだの適応フィードバックなのです。

こういう毎日だと、一日中インスリン値が高まります。

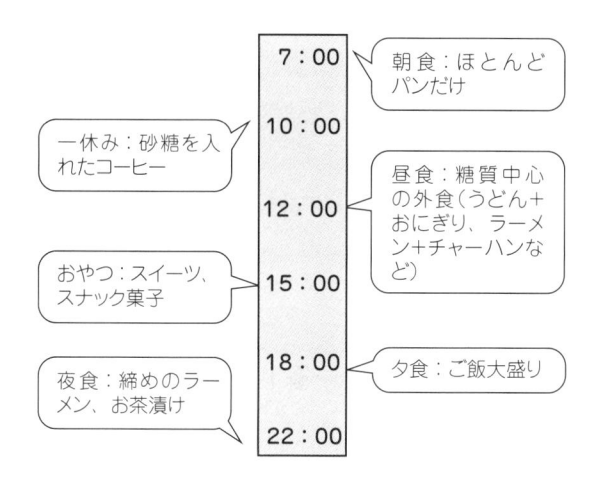

インスリンの感度を悪くする適応反応

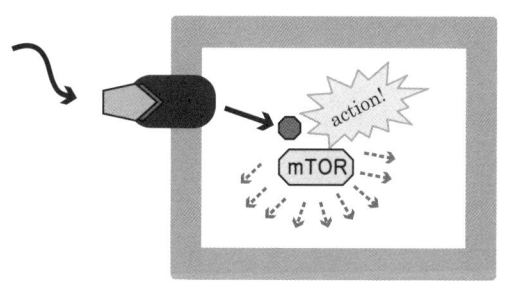

mTORが強く作用しすぎたりすると困るので、ネガティブフィードバックが働きます。

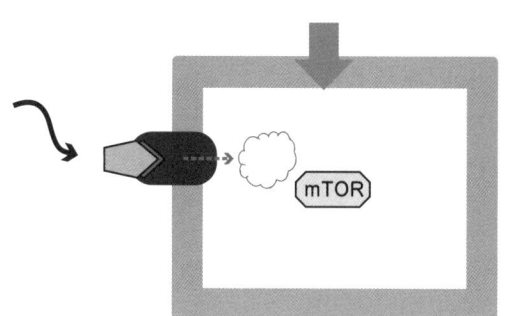

インスリンへの感度を悪くして、細胞がバランスよく働くように調整します。受容体の数を減らすこともあります。

食べすぎないために、ゆっくり食べる

　適応フィードバックも一時的な調整で済んでいれば良いのですが、同じ刺激が繰り返されると、感度は鈍くなる一方です。

　インスリン受容体の感度が低下すると、からだはより多くのインスリンを分泌するようになり、それがまた受容体の感度低下を招きます。糖質の摂りすぎをやめないと、この無限ループから脱け出せません。

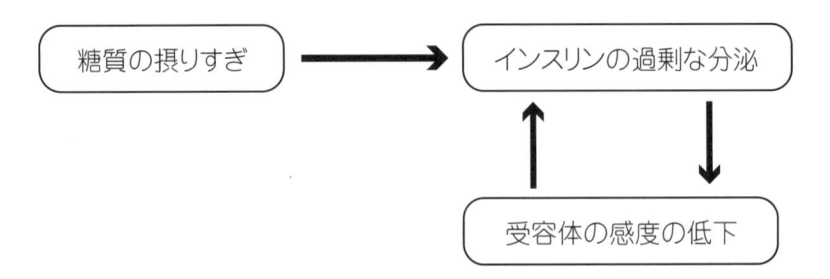

　糖質を減らすといっても、ご飯をお代わりしたい時に我慢するのは悲しいものです。

　自宅の近くにある小さな和食屋さんで、初めてお昼ご飯を食べた時のことを思い出します。ご飯茶碗はこぶりだったので、「いつでも必ず大盛り」だったぼくはすぐに食べきってしまい、お代わりをお願いしました。

　すると、女将さんは申し訳なさそうに…
　「ごめんなさい。うちではお出ししていないんです」
　「えっ！？　別にサービスじゃなくていいんですよ。お代わりの分は払いますから」
　「いえ、そういうことじゃなくて…」

どうやら、「健康のためを考えて」、ご飯のお代わりを出さない方針だったようです！　改めて御前の内容を眺めてみると、野菜を中心におかずはたっぷりありますし、芋類や根菜類もしっかり量があって糖質は十分摂れそうです。

　なるほどと納得して食事を続けていると、女将さんがお代わりのお茶碗を持ってきてくれました。

　「どうぞ、お召し上がりください。あんまり悲しそうにされていたので」

　その次からは、お店の趣旨を尊重して、お代わりをお願いしていません。一口ずつゆっくり味わいながら箸を進めることで、小さなお茶碗一杯でもおなかが気持ちよく満たされるようになりました。食後に眠くなったり、デレンと疲れることもなくなり、快調です。

　脳が満腹感を覚えるまでには、食べ始めてから20分ほどかかるそうです。10分もかからずに食べ終えてしまうと、もう一人前くらい食べられる気がしても不思議ではありません。ゆっくり味わいながら時間をかけて食べるのは、消化にいいだけでなく、食べすぎを防いでインスリンの過剰分泌も抑えてくれます。

インスリン抵抗はなぜ起こる②　運動不足

　運動をすると、骨格筋の細胞の中で、ＡＭＰＫ（ＡＭＰキナーゼ）と呼ばれる酵素が活性化されます。このＡＭＰＫの働きによって、グルット４が細胞膜へと移動し、ブドウ糖の取り込みがスタートします。

　これはインスリンとは完全に独立したメカニズムです。運動をしていれば、インスリンなしで、ブドウ糖を骨格筋に入れられるということです。

　グルット４が細胞膜へ移動するのは、運動によって動いている筋肉だけ。からだ中のたくさんの筋肉を動かしたり、大きな筋肉（太ももとか）を動かす運動の方が、血糖値を下げるのに有効です。

　血糖値が高まる食後30 ～ 90分くらいのうちに軽く運動できれば、インスリンとは別のルートでもブドウ糖を骨格筋に送り込めるので、すい臓の負担が軽くなります。食後に血糖値が急上昇しやすい人、食後に異常に眠くなる人には特に有効です。

　運動の強度としては、きれいな姿勢を意識して気持ちよく歩くくらいが適当です。しかめっ面で頑張ってしまうと交感神経が優位になり、消化にも糖代謝にも好ましくありません。

これはまた骨格筋の細胞。だからグルット4が細胞内に待機しています。

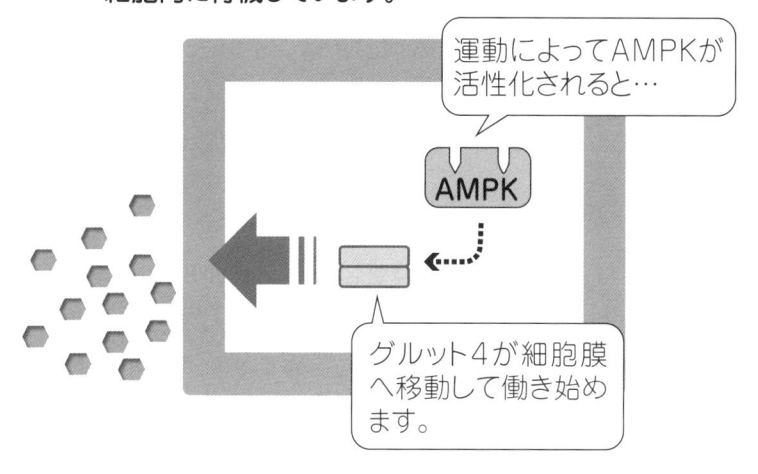

インスリン抵抗性が高まっている人でも、運動ルートからは問題なくブドウ糖を取り込めます。

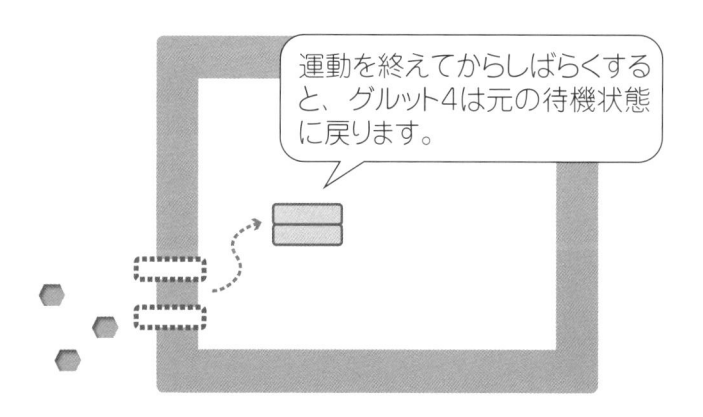

　一般に運動の効果には、運動中に起こる急性の効果と、運動を終えた後からジワジワ効いてくる慢性効果の2種類があると考えられています。運動を終了してから2、3時間するとグルット4は待機状態に戻り、運動の急性効果が終了します。

運動の効果は数日間持続する

　運動によって活性化されたＡＭＰＫは、インスリン受容体にも良い影響を与えます。インスリンへの反応が鈍くなってシグナル物質をうまく放出できなかった状態（＝インスリン抵抗性）を改善してくれるのです。

　運動は、グルット４の数も増やします。グルット４を作る遺伝子の転写が運動によって加速されるため、運動を終了してからしばらくすると、グルット４の数が増え始めます。この効果は運動を繰り返すことによって蓄積されていきます。

　また、筋トレのような負荷のかかる運動（レジスタンス運動）によって骨格筋の細胞が増加し、筋肉が大きくなることでも、グルット４を増やすことができます。

　以上のような一連の慢性効果は運動を終えてから２、３日は継続されるので、「運動は食後にやらないと意味がない」とか、「毎日欠かさず運動しないとダメ」とか考える必要はありません。週に３回くらいの運動を習慣化することが大切になります。

　日常生活でなるべくちょこまか動き、多くの筋肉を動かす時間を増やすことも大切です。

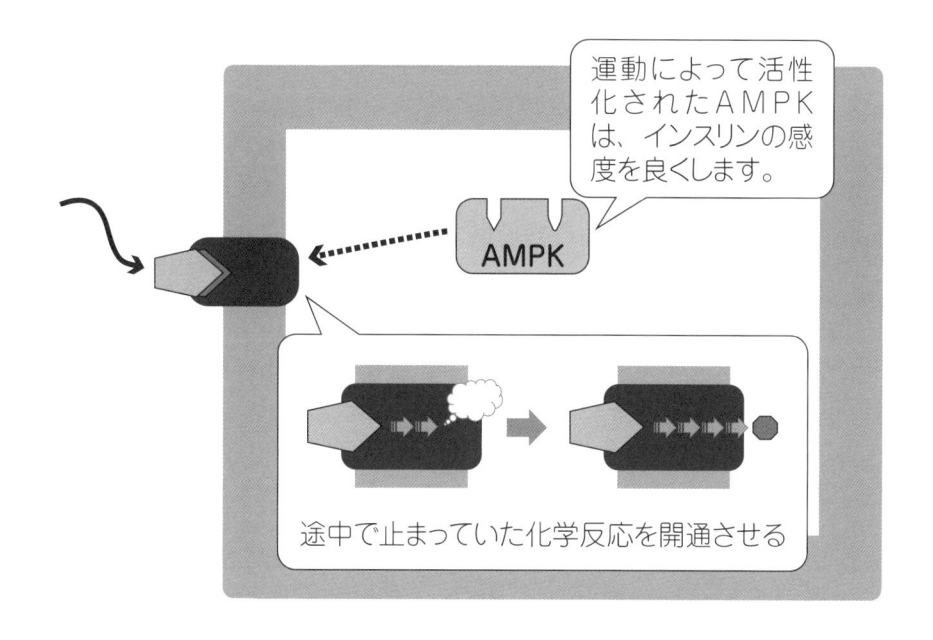

運動によって活性化されたＡＭＰＫは、インスリンの感度を良くします。

AMPK

途中で止まっていた化学反応を開通させる

運動はグルット4の数を増やしてくれます。

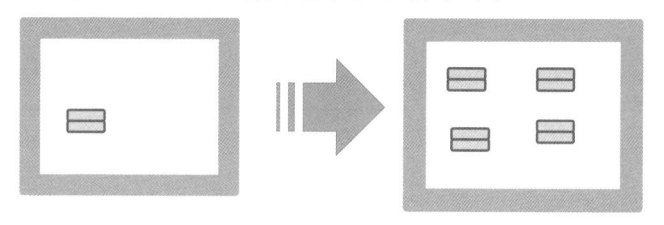

運動で筋肉が大きくなるとグルット4はさらに増量。

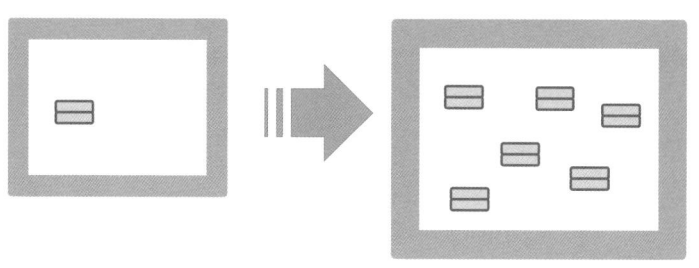

筋肉の少ない人は血糖値が安定しにくい

　筋肉のサイズが大きくなり、グルット４の数も増えると、ブドウ糖を取り込む容量が増えます。食後にまとまった量のブドウ糖が血中に流れ込んできても、短時間で回収しやすくなります。

　逆に、骨格筋がとても少ない人（やせ型の女性に多い）は、ブドウ糖を取り込むキャパが小さいので、食後の血糖値がシャープに上昇する傾向があります。すい臓は大慌てでインスリンを追加で分泌、今度はそれが効きすぎて血糖値が急降下、と不安定な動きになりがちです。

血糖値がうまくコントロールされていないサイン
一日を通して眠い。特に食後は猛烈に眠くなる。
力が抜けるように疲れ切って、横になって休みたくなる。
すぐにおなかがすく。甘いものが無性に食べたくなる。
急に集中力がなくなる。急にイライラしやすくなる。

　やせ型の人で、こうした兆候がある場合、一回に食べる量を少なめにして、食事の回数は増やした方がいいかもしれません。インスリン抵抗性を防ぐためには、「食べない時間」を作ることも大切なのですが、骨格筋が少ない人は、食事と食事の間隔が長く空くと血糖値が大きく下がりすぎる可能性があります。

　同時に、筋トレなどで筋肉を増やすことも大切です。

骨格筋細胞がブドウ糖をとり込める容量

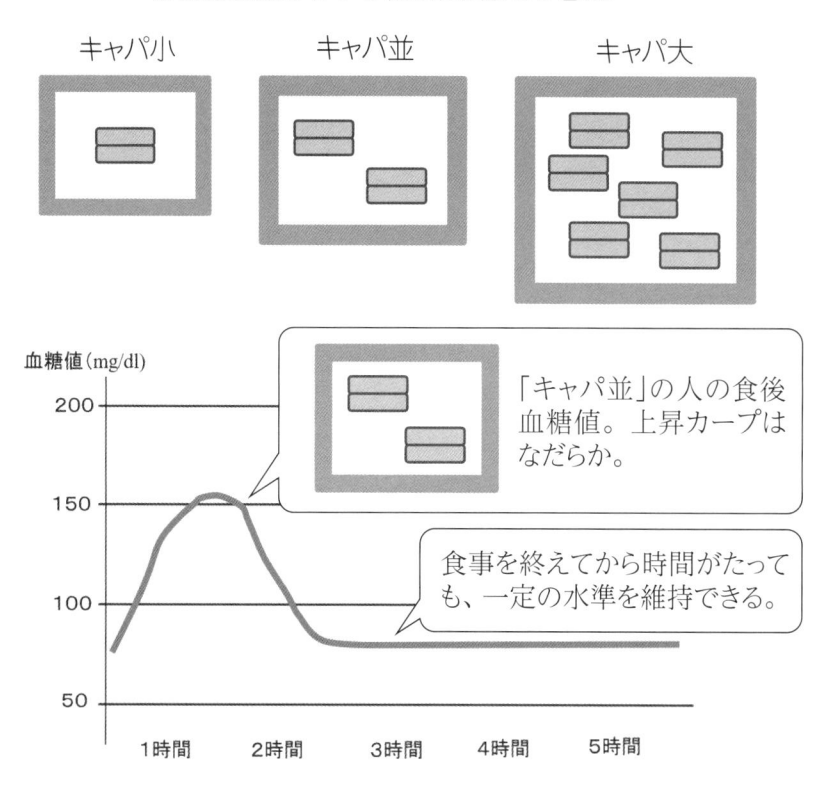

血糖値（mg/dl）

「キャパ並」の人の食後血糖値。上昇カーブはなだらか。

食事を終えてから時間がたっても、一定の水準を維持できる。

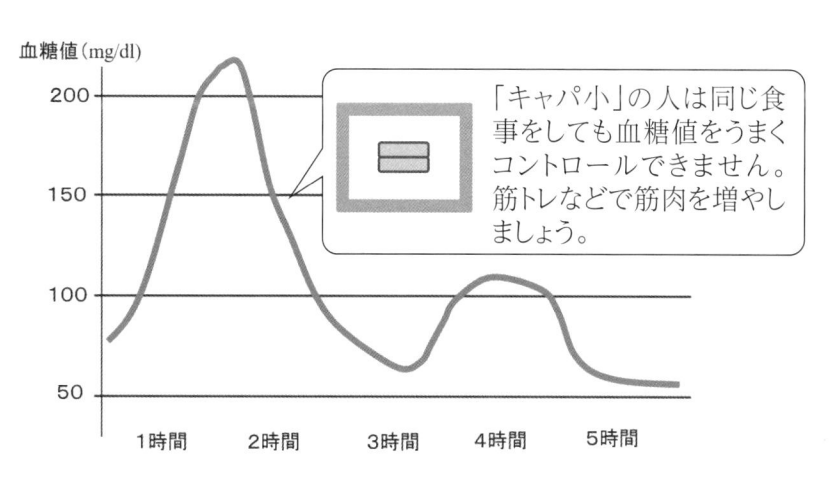

血糖値（mg/dl）

「キャパ小」の人は同じ食事をしても血糖値をうまくコントロールできません。筋トレなどで筋肉を増やしましょう。

インスリン抵抗はなぜ起こる③　ストレス

　血糖値が上がるのは、食事をした後だけではありません。ストレスも血糖値を上げますし、インスリン抵抗性を高める可能性もあります。

　ストレスがかかった時、肝臓は蓄えていたグリコーゲンを分解してブドウ糖にし、全身の血液循環に向けて放出します。必要なら、アミノ酸などを原料にしてブドウ糖を新たに作り、これも血中に放出。結果として、血糖値が上昇します。
　体内のいろいろな組織がフルパワーで働ける体制を作るために、血液中のブドウ糖が増量されているのです。

　ストレス時に分泌されるホルモンの一種である「コルチゾール」には、インスリン抵抗性を高める働きが知られています。
　「こんなジャンクなもの食べちゃって、からだに悪いんじゃないか」と心配しすぎたり、食事制限を厳密に守ることがストレスになったりすると、消化に悪いだけでなく、血糖値にも悪い影響を与えます。
　もちろん、食事の時間だけストレスをケアすればＯＫというわけではありません。一日の中でストレスを感じる時間が長く、コルチゾール値の高まった状態が続くと、一日を通してインスリンの感度が鈍くなってしまいます。

肝臓の細胞（ストレス時）

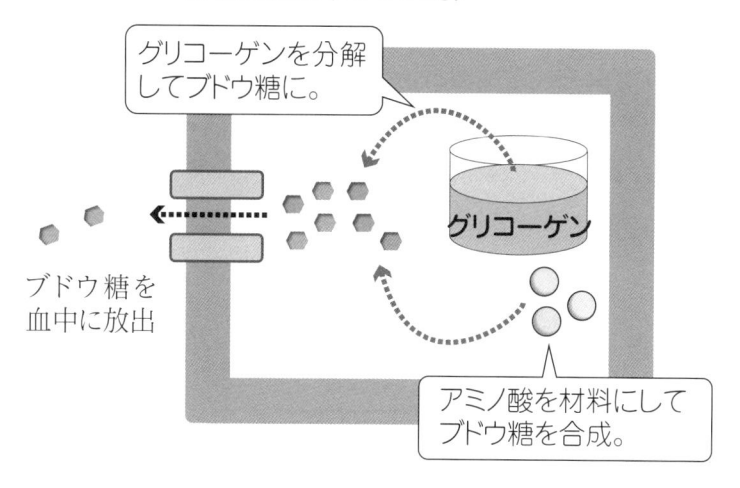

グリコーゲンを分解してブドウ糖に。

グリコーゲン

ブドウ糖を
血中に放出

アミノ酸を材料にして
ブドウ糖を合成。

骨格筋の細胞（ストレス時）

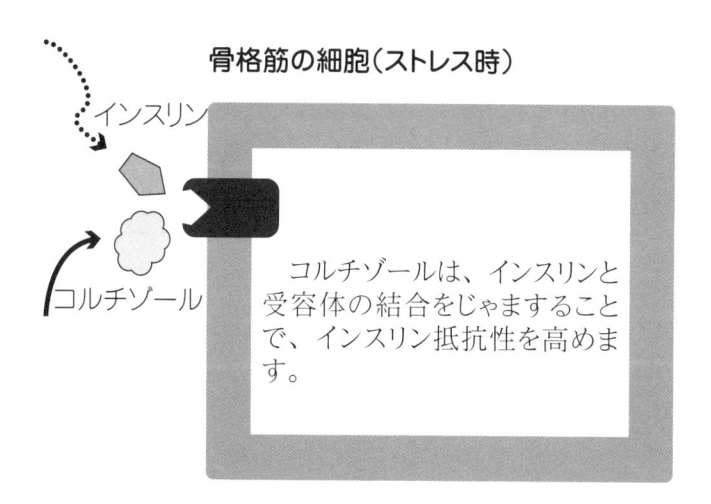

インスリン

コルチゾール

コルチゾールは、インスリンと
受容体の結合をじゃますること
で、インスリン抵抗性を高めま
す。

インスリン抵抗はなぜ起こる④　内臓脂肪の蓄積

　インスリン抵抗性が高まって、血中にインスリンがあふれている時間帯が長くなるほど肥満しやすくなることはお話ししました。肥満すると、今度はインスリン抵抗性がさらに高まりやすくなります。その結果、インスリン分泌量がさらに増加し、ますます肥満しやすくなるという悪循環に陥ってしまいます。

　ここでカギになるのが、脂肪細胞から分泌される「アディポカイン（アディポサイトカインともいいます）」という生理活性物質です。

> **脂肪細胞とは**
> 　「内部に脂肪を蓄えている細胞。皮膚の下や内臓の周りに集まって脂肪組織を作っている」脂肪細胞は、脂肪をただストックしておくだけの倉庫のような印象を持たれがちですが、実際には多種類の生理活性物質を分泌していて、全身の代謝をコントロールしていることが分かってきました。現在では、人体最大の内分泌器官だと考えられています。

　正常のサイズの脂肪細胞と、肥満体の人の大きくふくらんだ脂肪細胞では、分泌されるアディポカインの種類が異なります。

　正常サイズの脂肪細胞から分泌される「アディポネクチン」は、「善玉ホルモン」、「長寿ホルモン」、「やせホルモン」などと呼ばれていて、血糖値を下げる働きがあります。

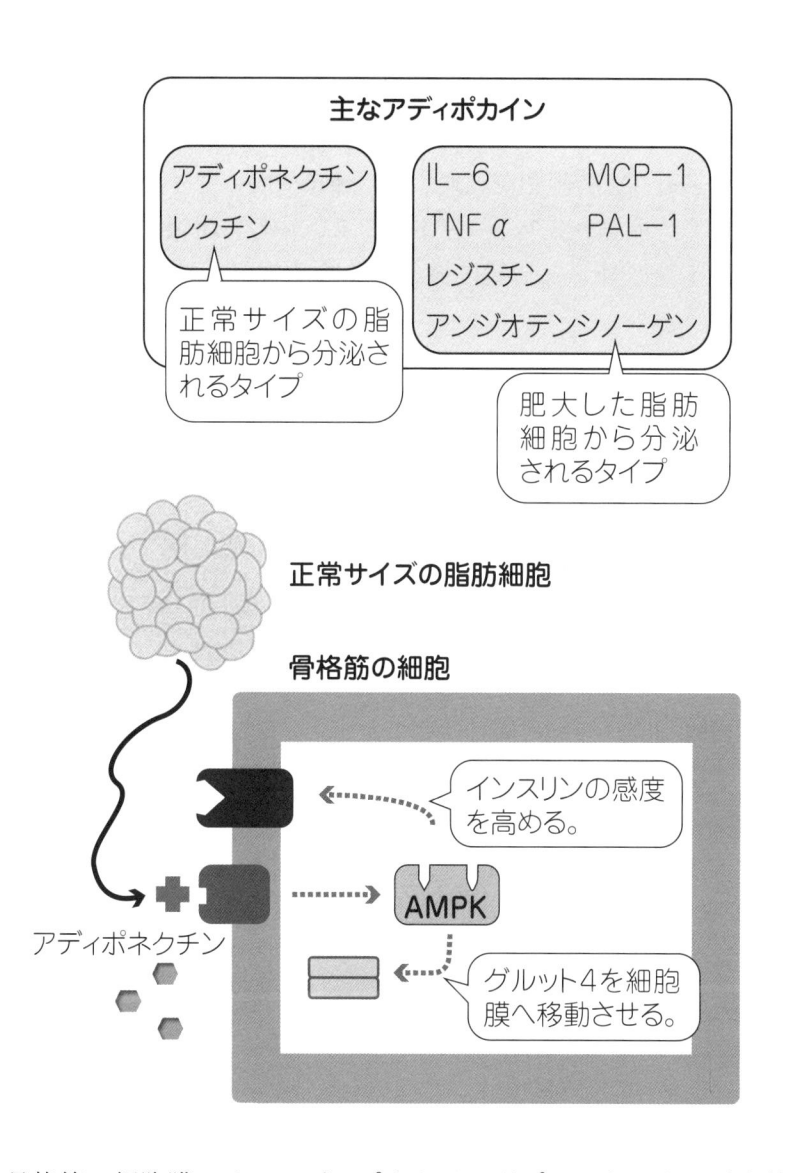

骨格筋の細胞膜には、アディポネクチンがピタリとはまる受容体
があります。両者が結合すると、細胞の中でAMPKが活性化され、
ブドウ糖の取り込みが促進されます。AMPKは運動だけでなく、
アディポネクチンによっても活性化されるのです。

日本人には隠れ内臓脂肪肥満が多い

　肥満すると脂肪細胞が肥大していきますが、サイズが大きくなるほど、アディポネクチン（善玉ホルモン）の分泌量が減少していきます。インスリンと一緒に働いてくれる援軍が減ってしまうわけです。

　さらに悪いことに、ビッグサイズの脂肪細胞からは、インスリン抵抗性を高めるタイプのアディポカインが盛んに分泌されるようになります。

　ですから、肥満するとインスリン抵抗性が高まりやすくなり、抵抗性が高まるとますます肥満しやすいという悪循環にはまってしまうのです。

　インスリン抵抗性を高めるアディポカインを盛んに分泌するのは、内臓脂肪（腹部の周りなどにたまる）です。皮下脂肪（太ももなどにたまる）からはほとんど分泌されません。

　日本人は欧米人と比較して極端な肥満体の人は少ないのですが、内臓脂肪はむしろ日本人の方がたまりやすい傾向があります。外見的には特に太っていないように見えても、内臓脂肪量が多いとインスリン抵抗性が高まりやすく、糖尿病も進行しやすくなってしまいます。

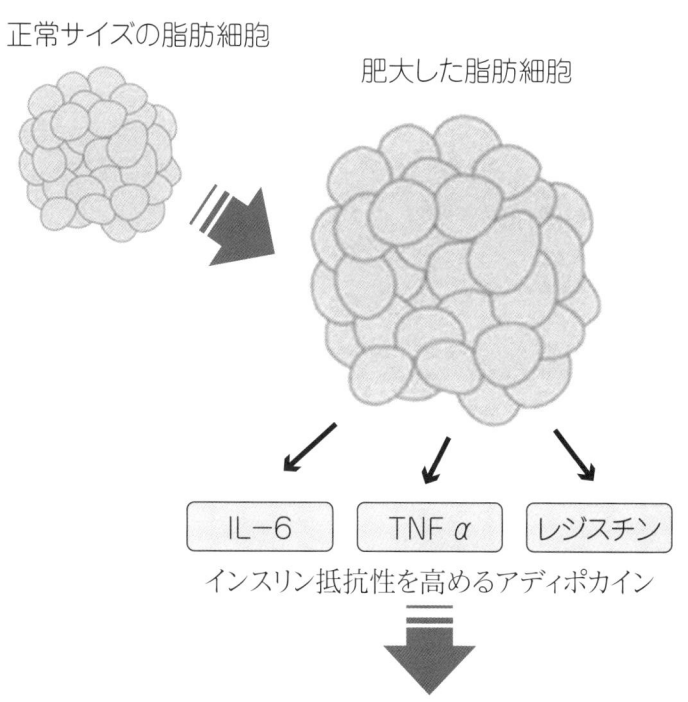

正常サイズの脂肪細胞

肥大した脂肪細胞

| IL−6 | TNFα | レジスチン |

インスリン抵抗性を高めるアディポカイン

肥大した脂肪細胞から分泌されるアディポカインの影響

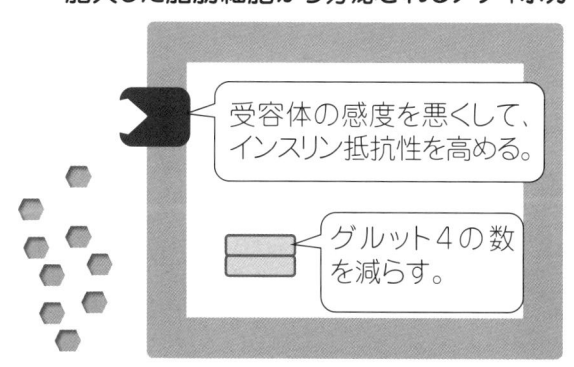

受容体の感度を悪くして、インスリン抵抗性を高める。

グルット4の数を減らす。

骨格筋の細胞

断食もインスリン抵抗性を改善する

　血糖値を管理する陰のキーパーソンと言えるＡＭＰＫ。ＡＭＰＫ
を活性化させる要素は、運動とアディポネクチン以外にもあります。
断食もＡＭＰＫを活性化させ、インスリンの感度を良くしてくれま
す。

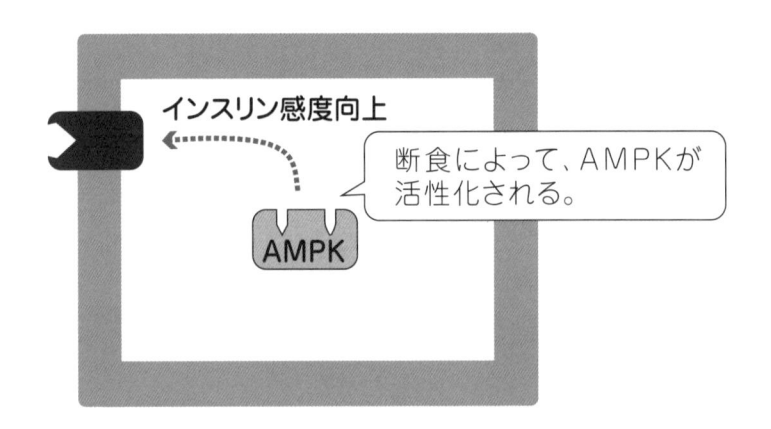

　一日中食べ続けていると、インスリンへの反応は鈍くなりますが、
からだに栄養素が入ってこない時間が続くと逆に反応が鋭くなりま
す。「会えない時間が愛を育てる」ように、「食べない時間がインス
リンの効きを良くする」のです。

　ぼくも仕事はデスクワーク中心ですが、行き詰まるとコーヒーブ
レイクが多くなり、ついクッキーやおせんべいを食べすぎてしまい
ます。特におなかが空いていなくても、ストレスを紛らわせるため
につまむこともあります。それが何日か続くと習慣になって、無性
におやつを食べたくなったりします。
　こんな感じの間食では、栄養的に充実しているわけでもないし、

インスリンの分泌をむだに増やすだけですね。

　一方、気晴らしに 10 分ほど庭仕事をするつもりが、ついつい没頭して 2、3 時間熱中してしまうこともあります。正午のチャイムが聞こえてきて、「あっ、もうこんな時間か」と気づいた瞬間にドカンとおなかがすくとか。

　このように適度にからだを動かして、しっかりおなかを空かせてからゆっくり丁寧に食事をすれば、インスリンの感度も良好な状態に保てるでしょう。もともとヒトは、からだを動かして働き、筋肉と脂肪のバランスもとれていて、食事をする時間としない時間のメリハリもついていたはずです。そうした生活が、インスリンの働きやすい環境を整えていたのではないでしょうか。

これが本来の姿

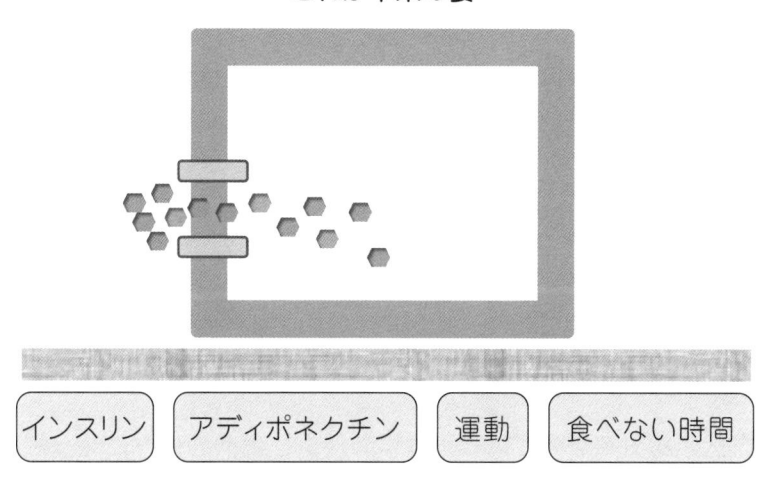

　いろいろな要素がサポートし合って、骨格筋にブドウ糖を取り込んでいます。

糖質制限で問題が解決するとは限らない

インスリンは、悪影響ばかりがクローズアップされて、「体脂肪を増やす元凶」とか、「動脈硬化やがんのリスクも高める悪玉ホルモン」とか呼ばれることがあります。

「インスリンは少なければ少ないほどいい」

だから、「糖質の摂取量も少なければ少ないほどいい」と考える人もいるようです。

インスリン分泌を抑えることを主眼にした糖質制限食は、2003年前後にアメリカで社会現象的な大ブームになり、世界中に広まりました。

実際、糖質の摂りすぎでインスリン抵抗性が高まっている人が多いのは事実でしょう。ただ、見過ごしてならないのは、血糖のコントロールには、糖質摂取量とインスリン以外にもたくさんの要素がかかわっているということです。

インスリン値が高まるのには、高まらなくてはならない理由があるはずです。それは必ずしも、糖質の摂りすぎとは限りません。もともと糖質摂取量に問題のない人が、シャリ抜きのお寿司を食べたとしても問題の解決にはつながらないでしょう。

自然のあるべき姿に沿った食事の仕方、生活の仕方になっているかをまず確認することが、血糖のコントロール機能を取り戻して、健康を回復させる第一歩になると思います。

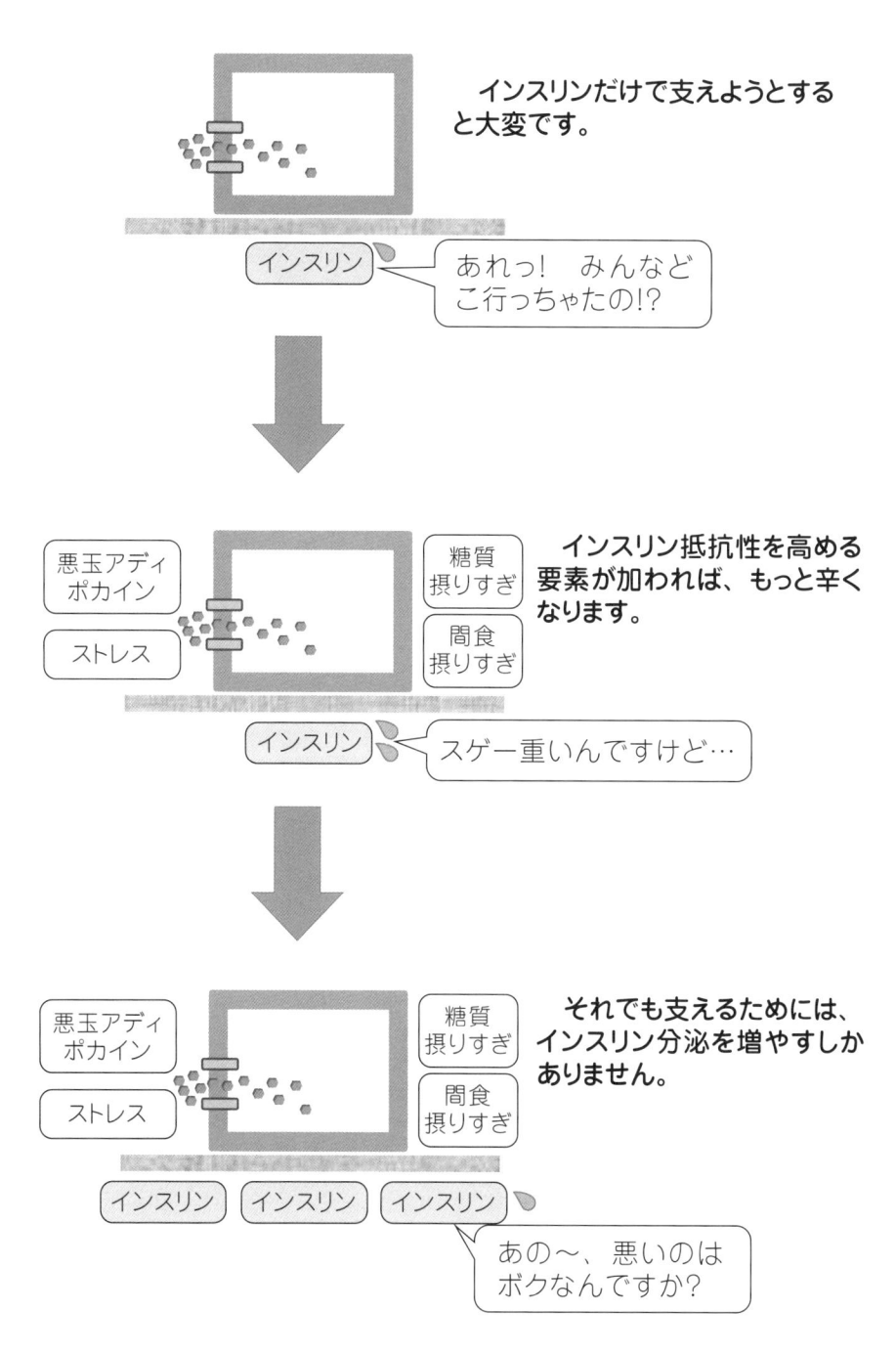

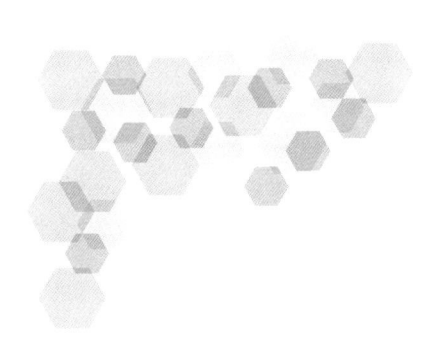

第2章

タンパク質の基礎と酵素

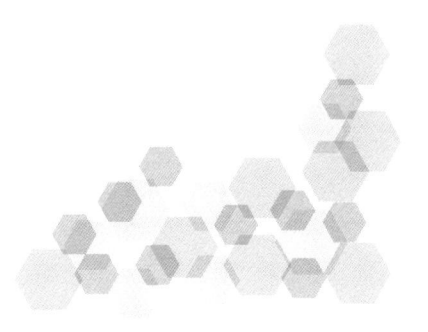

タンパク質には正しいかたちがある

　タンパク質の基本ユニットは、アミノ酸。ヒトのタンパク質を作るアミノ酸は20種類あります。たくさんのアミノ酸が一列に連なっていくことで、タンパク質が作られます。単糖がつながって作られている炭水化物とよく似た構造です。

　ただし、タンパク質の構造は炭水化物よりはるかに複雑で厳密です。あるタンパク質を構成するアミノ酸の種類と数は決まっていて、アミノ酸が並ぶ順番まで指定されているのです。

　たとえばホルモンの一種であるインスリンは、51個のアミノ酸から作られています。列の端の方から見てみると、1番目はグリシン、2番目はイソロイシンとすべての配列が決められています。

　タンパク質は、アミノ酸が並ぶ順番だけでなく、完成形の立体構造も決められています。決められた位置で決められた方向に曲がることで、決められたかたちになっていくのです。

　細長い風船をキュキュ、クルクルとねじって、動物や花のかたちにするバルーンアートがありますが、タンパク質はこれと似ています。正しい位置で正しい方向に曲がることでかたちが完成し、タンパク質は初めて働ける状態になります。

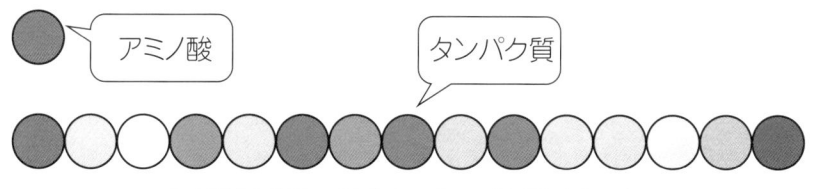

アミノ酸が真珠の粒なら、タンパク質はネックレス。

インスリンの一部分

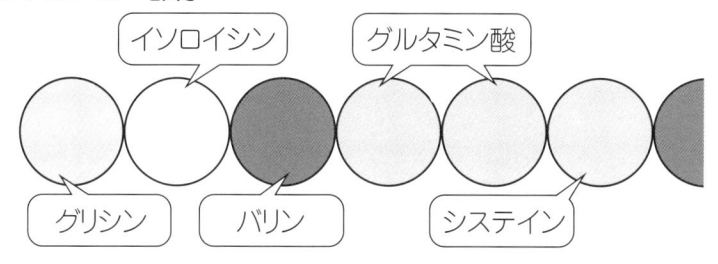

　配列に一つでもミスがあると、インスリンとして働けなくなる可能性もあります。このカッチリさと比べると炭水化物の構造はとってもシンプル＋アバウトですね。

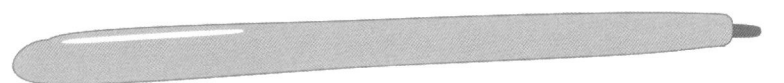

ただの細長い風船が…

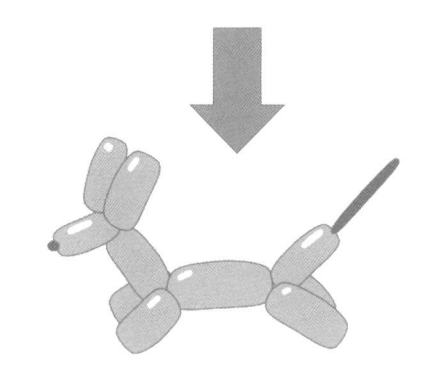

　きちんとねじって折りたたむことで、意味のあるかたちになります。タンパク質もこれと同じ。

一度かたちが崩れると、元には戻れない

　一列につながっているアミノ酸のつなぎ目をカットすることが、タンパク質の消化です。アミノ酸はしっかりつながっているので、タンパク質を専門に分解する酵素がないと切り離すことができません。

　タンパク質は加熱されたり、強い酸性にさらされたりすると、立体構造が崩れてしまいます。これを、タンパク質の「変性」と言います。

　変性したタンパク質は、さっきまでかわいいワンちゃんの姿をしていたのに、「もはや犬ではない何か」になってしまった風船のようなものです。アミノ酸のつながりが途中で切れたりはしていませんが、折れ曲がりがほどけていくのです。こうして完成形が崩れると、タンパク質としては働けなくなってしまいます。

　生卵を加熱すると、液体だった白身が白く固まります。これは、白身に含まれていたタンパク質が熱で変性したためです。目玉焼きが元の生卵に戻れないように、一度タンパク質が変性すると、元の正しいかたちに戻ることはありません。

　ヒトのからだの中にあるタンパク質の種類は、10万種を超えると言われています。

　インスリンもタンパク質ですし、インスリンがピタリとはまる受容体もタンパク質です。どちらも正しいかたちに作られていないとドッキングできません。

　かたちが特に重要になるタンパク質に酵素があります。ここからは、酵素についてお話ししていきましょう。

タンパク質の消化

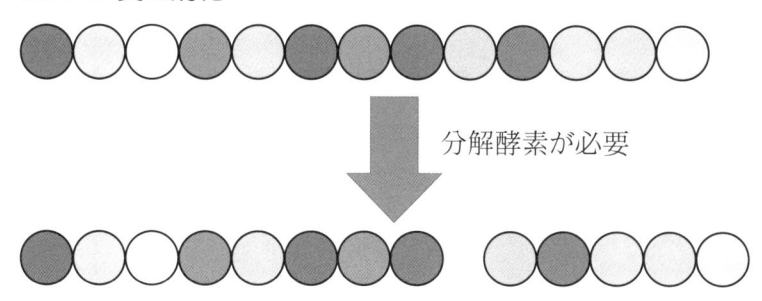

分解酵素が必要

タンパク質の変性

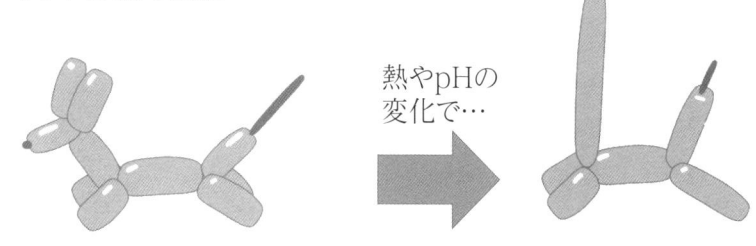

熱やpHの
変化で…

タンパク質のいろいろな働き

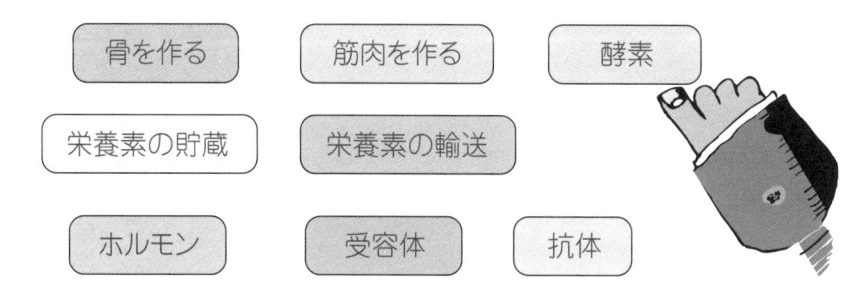

骨を作る	筋肉を作る	酵素
栄養素の貯蔵	栄養素の輸送	
ホルモン	受容体	抗体

完成形が崩れると、こうした働きができなくなります。

酵素とは何か

まず、酵素とは何か、から確認しておきましょう。

> **酵素とは**
> 「生体内で起こるほとんどすべての化学反応に、触媒として働く分子」

「化学反応」と聞くと、ビーカー、アルコールランプ、爆発などを連想されるかもしれませんね。でも、化学反応は理科の実験室だけでなく、私たちのからだの中でも起こるものなのです。

> **化学反応とは**
> 「原子や分子の結合状態が変わり、別の分子が作られるプロセス」
> 「ある物質が分解または化合によって原子の並び方が変化して、新しい物質に変わること」

食事から摂った砂糖の分子は、腸の中で結合状態が変わって（＝原子の並び方が変化して）、別の分子になります。これも、立派な化学反応の一例です。

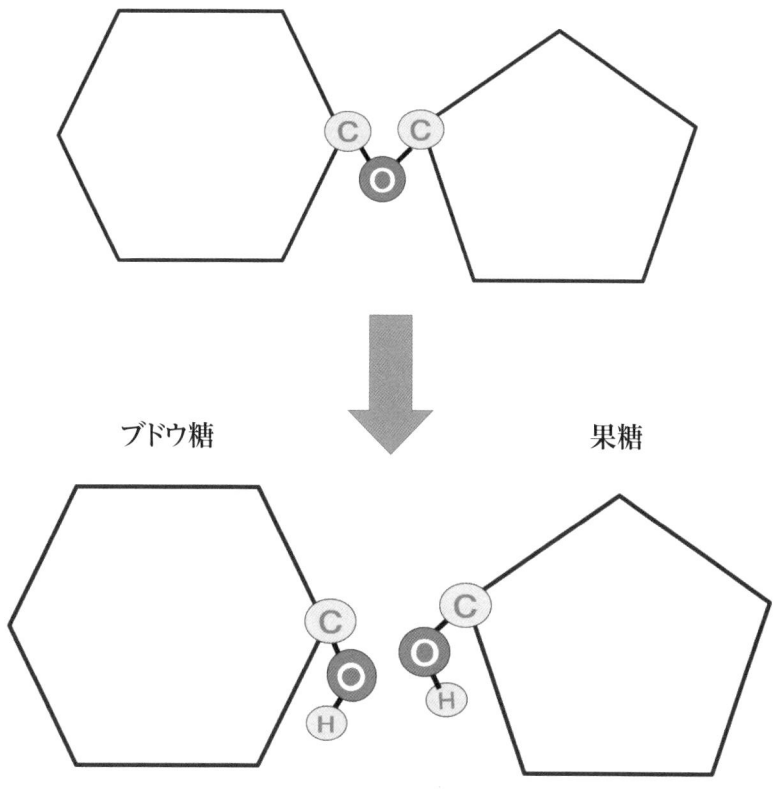

砂糖（ショ糖）

ブドウ糖　　　　　　　　果糖

↑結合状態が変わるところだけ、
　原子を描いています。

Ⓒ　炭素

⬤　酸素

Ⓗ　水素

化学反応の２つのパターン

　私たちのからだの中では、いつでも何かの分子がかたちを変えて、別の何かが作られています。そのすべてが化学反応なのです。

・食べたものを消化する。
・エネルギーを作る。
・細胞の中で必要な分子を作る。
・いらなくなった分子を壊す。

　こうした生きていくために不可欠な生命活動は、残らず化学反応です。そのほとんどすべてに酵素がかかわっているということです。

> **酵素がなくても体内で起こる化学反応**
> 　糖化（メイラード）反応や、活性酸素による酸化反応などがあります。

　化学反応の種類は無数にありますが、その基本的なパターンは意外とシンプル。突き詰めていくと、分解と合成の２種類しかありません。

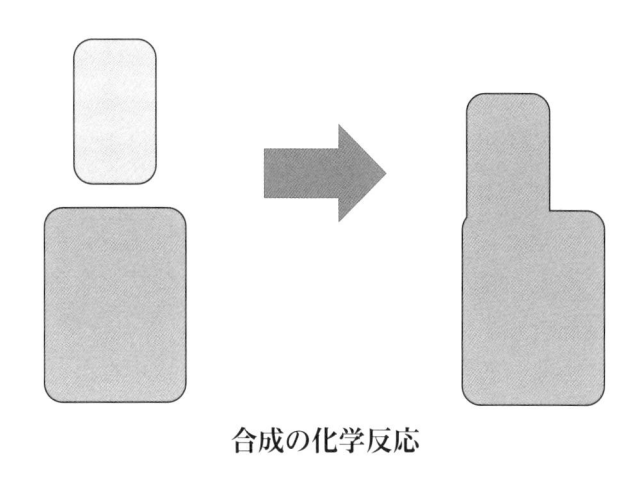

合成の化学反応

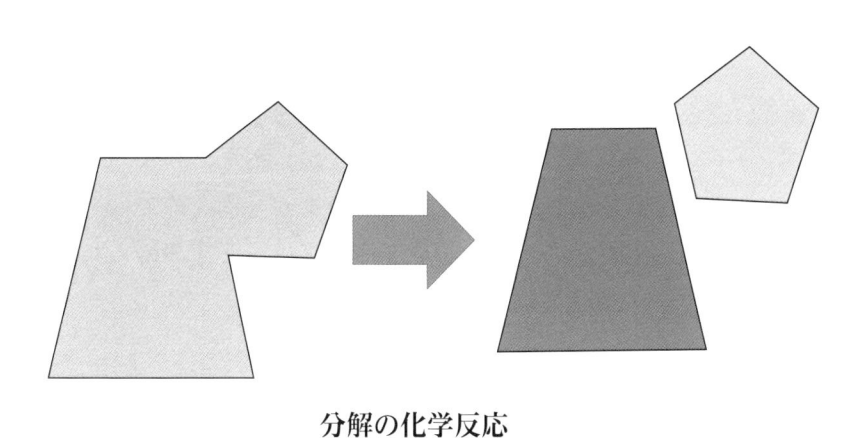

分解の化学反応

カチリとはまると化学反応が起こる

　化学反応の合成パターンの中で、酵素が果たす役割について考えてみましょう。

　たとえば、アミノ酸の一種であるアラニンとセリンを合成したいとします。両者が適当にぶつかり合えば合体できるのかというと、そうはいきません。アラニンとセリンの中の決められたパーツ同士がピンポイントで反応しないと、合成することができないのです。

　そういう事情ですから、カチリとはまる出っ張りとへこみのある2つの分子をイメージした方が実態に合っています。
　たまたま例として出したアラニンとセリンが特別なのではありません。化学反応で何かの分子を合成する際には、必ず決められたスポット同士をピッタリ合わせる必要があるのです。

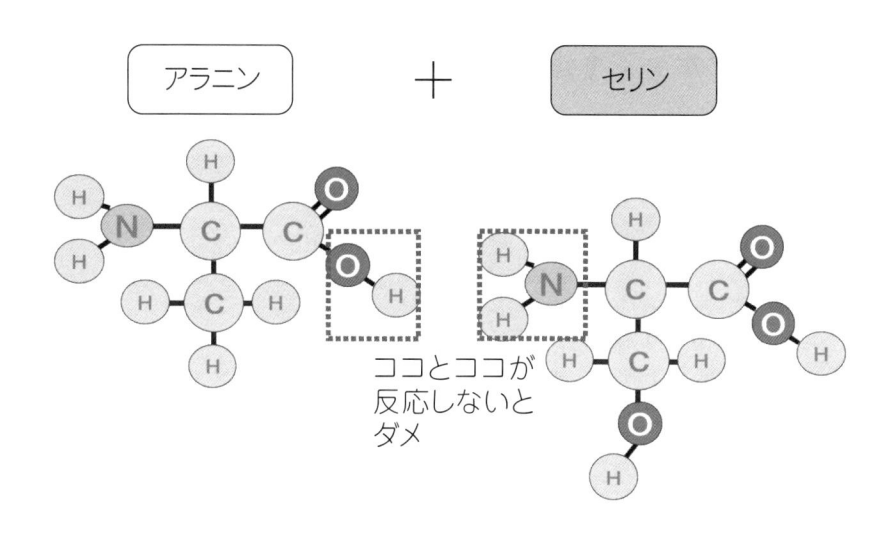

ココとココが
反応しないと
ダメ

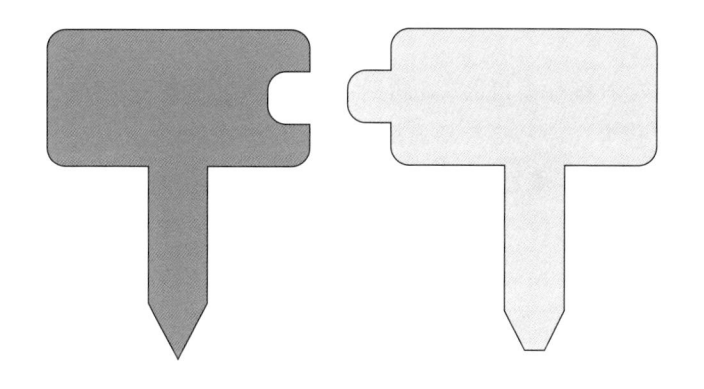

いつまでたっても進まない化学反応

　ここで、1つ問題があります。

　分子は細胞の中ででたらめに動きまわっているので、ピンポイントのスポット同士が、うまく合わさらないのです。

　これがどれだけ難しいことか、イメージしてみましょう。

　無重力状態にしたスペースの中で、「お相手とキスできたら賞品を差し上げます」というイベントに参加したと想像してみてください。パン食い競争のように、両手を縛って使えなくするルール付きです。

　クルクル動き回りながら、2人の唇を重ねないといけません。小さなスポット同士をピタリと合わせたい分子たちと同じ状況です。

　必死になればなるほど、お相手に頭突きをかましたり、蹴り飛ばしたり、悲惨なことになると思いませんか？

　「なんだこれ、難しすぎるぞ！」

　「これ、絶対終わらないだろ！」

　「ふざけるな！」

　難しすぎて、最後は皆さん怒りが爆発してしまうのではないでしょうか？

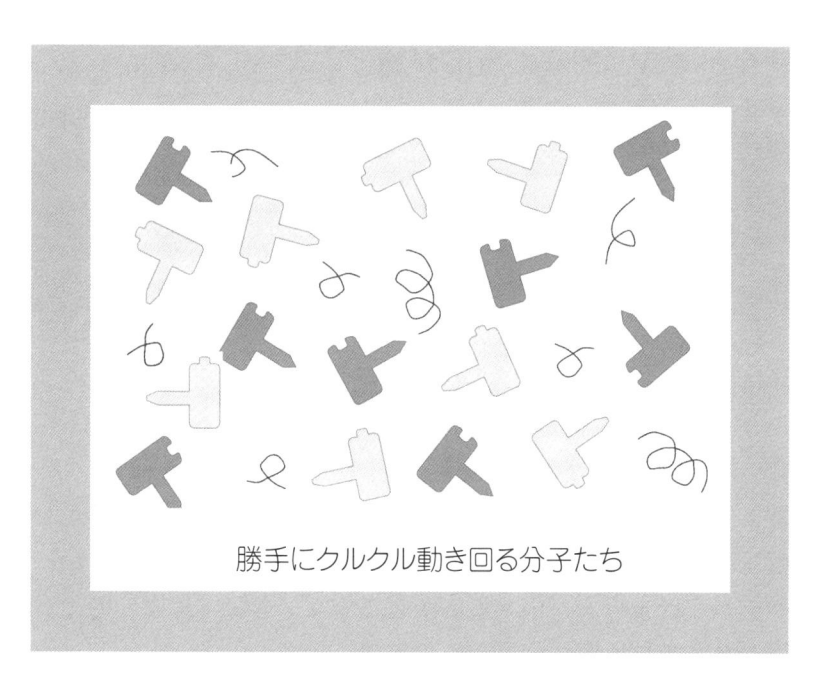

勝手にクルクル動き回る分子たち

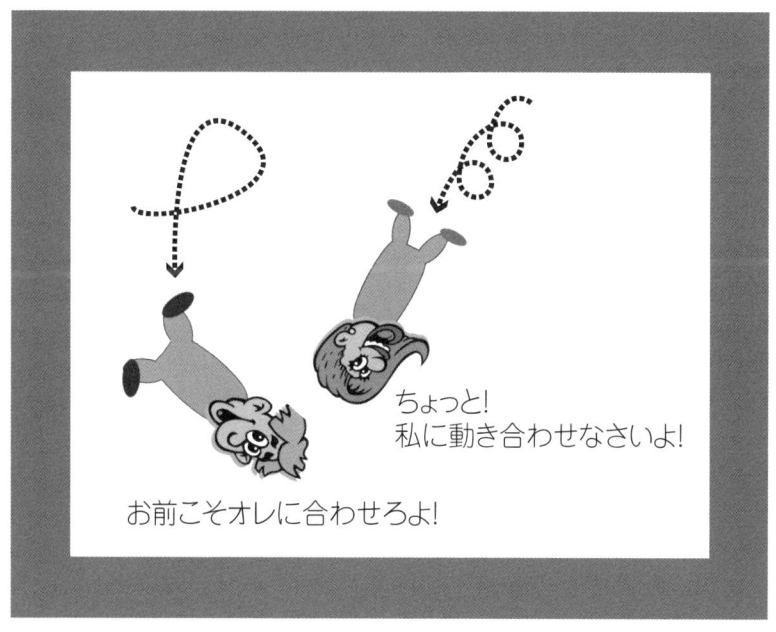

ちょっと!
私に動き合わせなさいよ!

お前こそオレに合わせろよ!

酵素があると即座に反応が終了

　成功するカップルが1組も出ないようでは、楽しいイベントになりません。難易度を少し下げてみましょう。

　この無重力スペースの床に、2人掛けのソファを置いてみたとします。ソファを目がけて飛び込んで行けば、なんとかしがみつけるのではないでしょうか。2人で隣り合って座ることさえできれば、簡単にキスまで進めそうですね。

　酵素は、このソファと同じような役割を果たします。酵素がなければ、めちゃくちゃに動き回っている分子と分子がいつまでたってもカチリとはまらず、化学反応が起こらないのに、酵素の助けがあれば、たちまち反応が完了するのです。

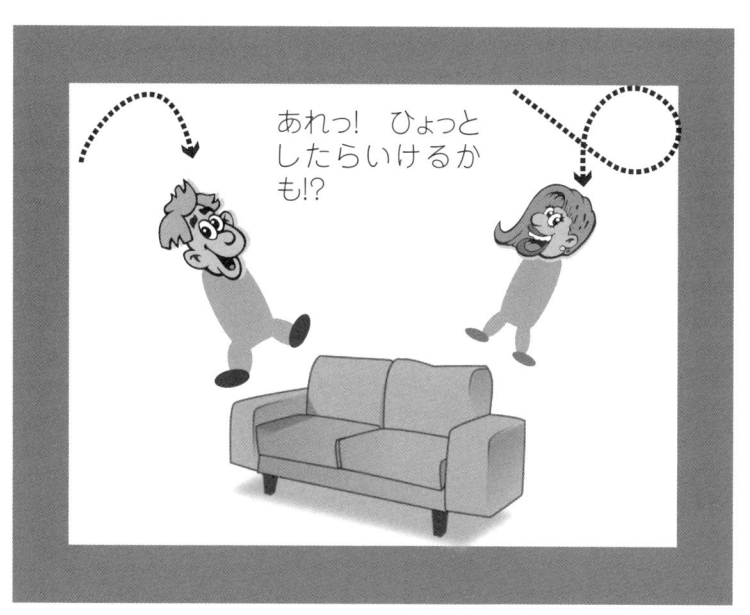

あれっ！ ひょっとしたらいけるかも!?

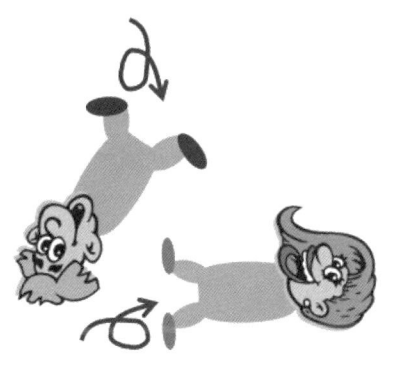

酵素なし

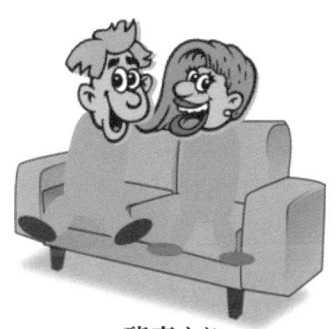

酵素あり

酵素がなくても、化学反応は「いつかは」起こるでしょう。でも、反応ペースが遅すぎるので、実質的には、「酵素がないと化学反応は起こらない」と言って構いません。

酵素があれば、化学反応は瞬時に起こり、必要なだけ繰り返されます。

酵素が働くメカニズム

酵素の表面には、「活性部位」と呼ばれるすき間があります。2人掛けのソファで言えば、男女が腰を下ろす座面。酵素が化学反応を仲立ちするために、もっとも重要になる部位です。

①活性部位にスッポリはまるたちをした分子が、酵素におさまっていきます。両者は磁石のプラスとマイマスのような関係にあって、互いに引き寄せ合うのです。

②2種類の分子が酵素にセットされると、合成反応を起こしやすい方向で向かい合うかたちになります。ソファに座った男女が自然ななりゆきでキスするように、分子と分子がスムーズに結合します。

③結合した分子は酵素から吐き出されて離れていきます。酵素のすき間にはまた新しい分子が引き寄せられ、合成→放出→合成のサイクルが何度も繰り返されていきます。

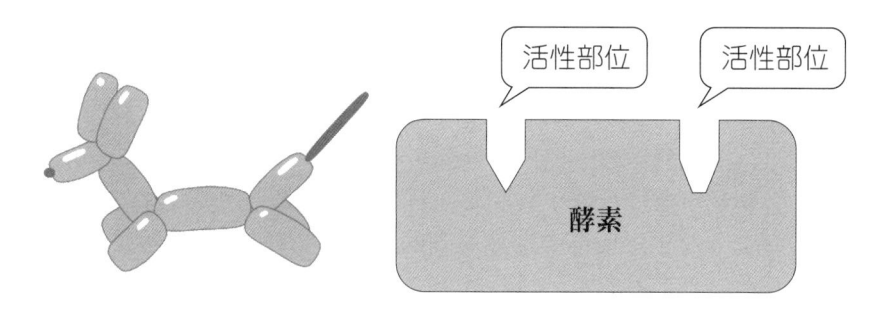

正しい「かたち」をした酵素には、活性部位があります。

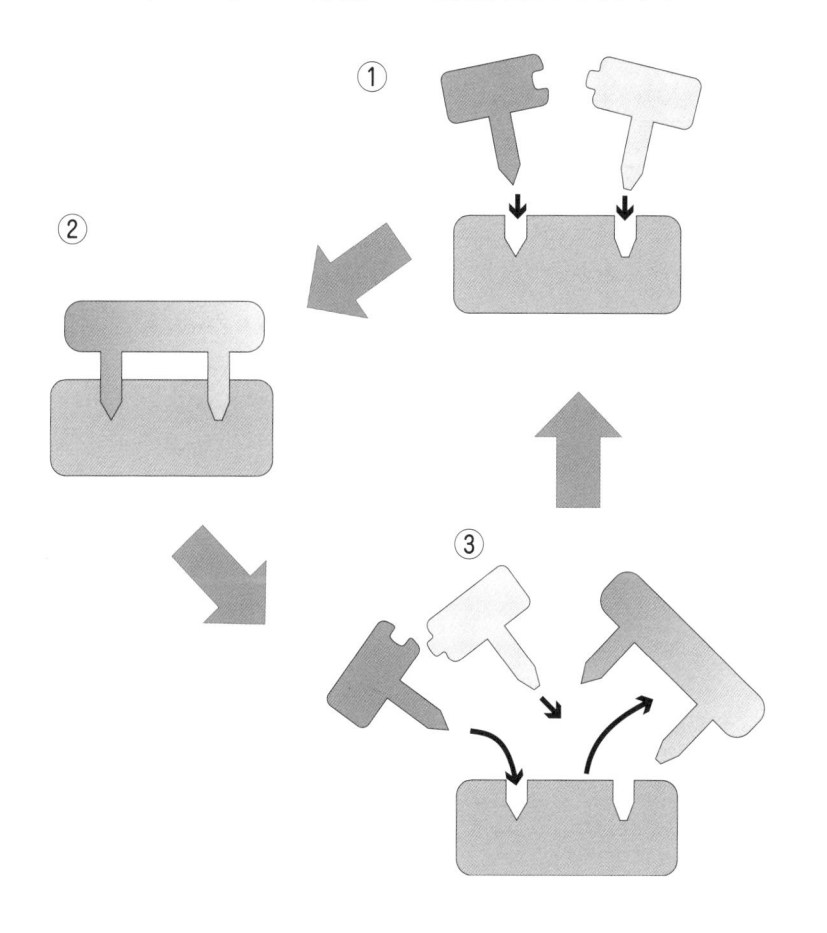

酵素の仕事は、化学反応をスピードアップさせること

　酵素の一種である「カタラーゼ」は、1秒間に90000個の過酸化水素（活性酸素の一種）を分解することができます。この分解反応は、酵素がなければ1秒間に1回も起こらないかもしれません。

　このような化学反応の速度を劇的に速める作用が、「触媒として働く」ということです。

触媒とは

　「特定の化学反応をスピードアップさせる物質。自分自身は反応の過程で変化しない」

　理科の実験でも、反応させたい分子（たとえばアラニンとセリン）をビーカーに入れただけでは、化学反応はほとんど起こりません。分子がムチャクチャに動き回るばかりで、いつまでたってもキスさえできないからです。

　そのため、アルコールランプで加熱したり、反応性の高い試薬（硫酸など）を加えたりして、反応速度を高めています。

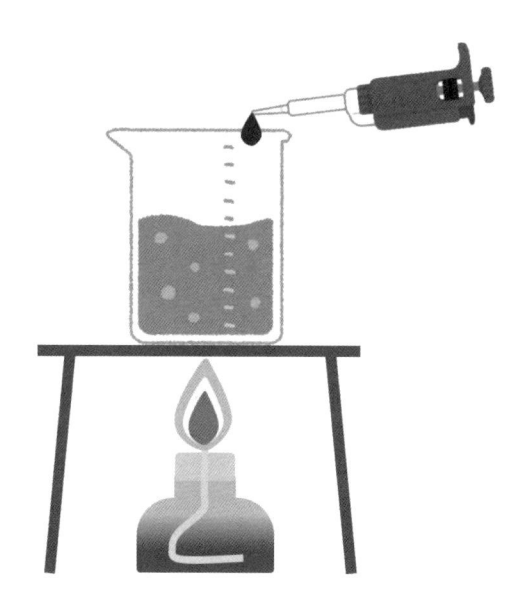

生体内には酵素があるので、熱や試薬などの助けがなくても、
必要な化学反応が瞬時に完了します。

タンパク質以外の酵素もある

　厳密には、「すべての酵素がタンパク質」ではありません。ごく
小さな存在ですが例外もあります。
　転移ＲＮＡ（トランスファーＲＮＡ、ｔＲＮＡ）はタンパク質
ではないのですが、触媒作用があるので（ＲＮＡを分解する化学
反応）広い意味で酵素に含まれています。

別の化学反応には別の酵素が必要

　化学反応によって、結合させたり分解したりする分子が変わってきます。分子が変われば、当然そのかたちも変わります。

　酵素は、自分の活性部位にピタリとおさまるかたちをした分子にしか働きません。ですから、1つの酵素は1種類の化学反応だけを担当しています（中には、よく似た反応を複数こなす起用なタイプもいますが、これはあくまで例外です）。

　活性部位のかたちは、それぞれの酵素によって個性があります。
「人形は顔が命」
「芸能人は歯が命」
そして、「酵素は活性部位のかたちが命」なのです。
ひとまず、「酵素はかたちが命」と覚えておきましょう。

　酵素におさまる分子は「基質」と呼ばれています。
　酵素は、特定の基質にしか働きません。これが「基質特異性」という酵素の基本的な性質です。

> **基質特異性とは**
> 　「酵素が特定の基質の構造を識別し、その基質に対する化学反応に限って作用すること」

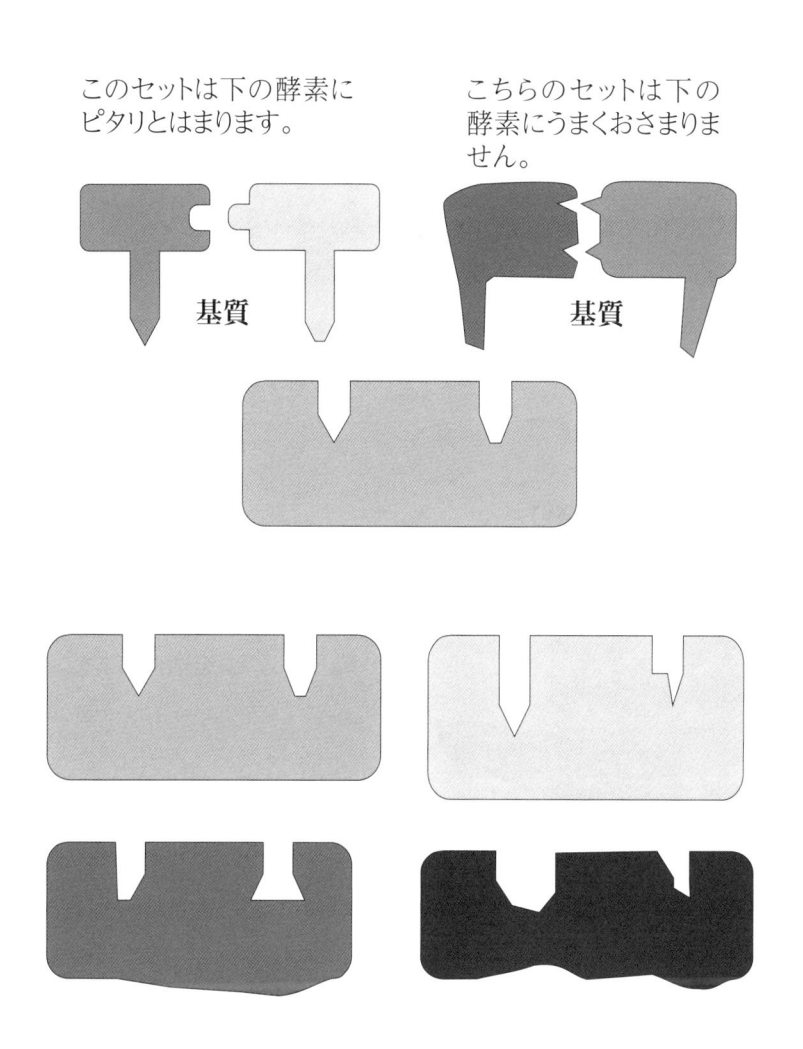

このセットは下の酵素に
ピタリとはまります。

こちらのセットは下の
酵素にうまくおさまりま
せん。

基質

基質

いろいろな酵素。それぞれ分子がおさまる
スポット(＝活性部位)の形状が違います。

酵素はすべての現場で働いている

　私たちが何かをしている時も、何もしていない時でも、からだの中では常に化学反応が起こっています。そのすべてで酵素が必要になります。突き詰めれば、体内で起こるすべての出来事を、酵素が執り行っているのです。

　食事をして血糖値が高まったケースで考えてみましょう。

酵素がないと始まらない

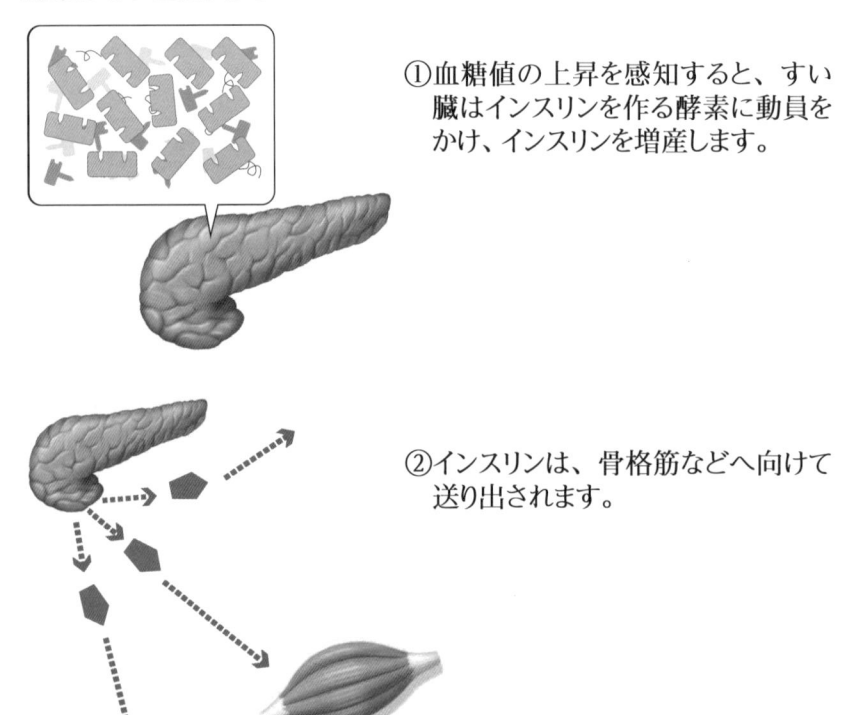

①血糖値の上昇を感知すると、すい臓はインスリンを作る酵素に動員をかけ、インスリンを増産します。

②インスリンは、骨格筋などへ向けて送り出されます。

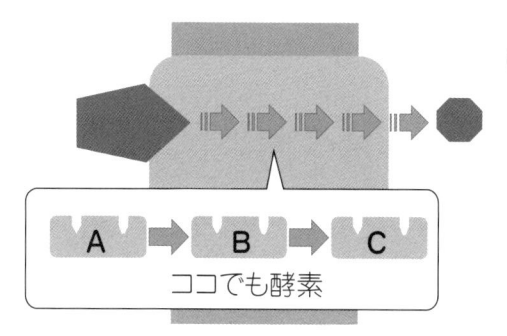

③骨格筋の細胞膜にある受容体にインスリンがはまると、連続して化学反応が起こります。ここでも、複数の酵素が働いています。

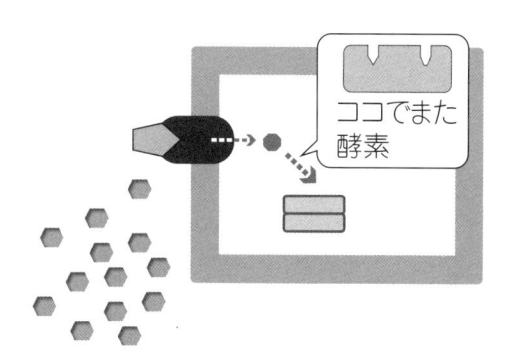

④最終的にグルット4が活性化されるわけですが、ここでも酵素が必要です。

　血糖値を下げるために起こる一連の化学反応の一つ一つが、酵素がないと進まないということです。

　血糖値だけではありません。血圧を調整する時にも、遅刻しそうで走る時にも、コーヒーを飲む時にも、幸せな気分に浸る時にも…いろいろな出来事に合わせて体の中では必ず化学反応が起こります。その一つ一つが、酵素によって支えられているのです。

補因子が入らないと完成しない酵素

　からだの中で起こる化学反応は本来、酵素を増やしたり減らしたりして調節しながら、適切にコントロールされているはずです。このシステムをうまく回していく前提条件になるのが、「酵素を作るのに必要な材料が揃っていること」。

　酵素の本体はタンパク質で作られていますが、多くの酵素がタンパク質以外の構成要素も必要としていて、これが「捕因子」と呼ばれています。

　この捕因子となるのが、ビタミンとミネラル。どちらも体内で作ることができず、食事から摂るしかありません。摂取量が不足した場合は、必要な時に必要な量の酵素を作れなくなる可能性があります。

　捕因子には、「補酵素」と「補欠分子族」の2つのグループがあり、補酵素に含まれるのがビタミンです。補酵素は酵素にピタっとはまり、パカっと外れます。取り外しが容易で、着脱を何度も繰り返すことができます。

　補欠分子族となるのはミネラルで、こちらは酵素本体にしっかり取り込まれています。酵素をバラバラに分解しないと外すことができません。ちなみに、補欠分子族というのは一般にはあまり使われていない専門用語で、ミネラルは捕因子と呼ばれるのが普通です。

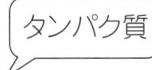

タンパク質

酵素の本体はタンパク質。このままでは活性部位がありません。

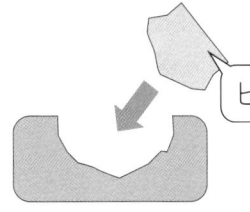

ビタミン

ビタミンがやって来て、酵素にピタリとはまると…

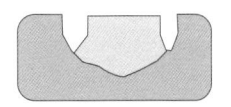

活性部位が完成して、酵素として働けるようになります。

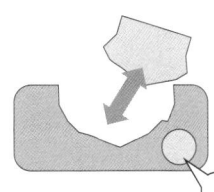

ミネラル

ビタミンと酵素はゆるい結合で、簡単についたり離れたりします。ミネラルは酵素本体にガッチリ取り込まれています。

補因子

補酵素（ビタミン）

ビタミン B1	葉酸
ビタミン B2	ビタミン B12
ナイアシン	ビオチン
パントテン酸	ビタミン C
ビタミン B6	ビタミン K

補欠分子族（ミネラル）

マグネシウム	亜鉛
マンガン	銅
モリブデン	鉄
ニッケル	セレン

酵素の働きがストップする温度

酵素の活性は、温度が上昇するにしたがって高まりますが、ピークをすぎると一気に急降下してゼロになります。このパターンは、すべての酵素に共通しています。

ヒトの体内にある大部分の酵素にとっての最適温度は35～40℃くらい。ほとんどの酵素は50～60℃あたりで活性を失います。このように酵素が活性を失うことを「失活」といいます。

クルクルした分子の動きは、温度が高まるにつれてスピードアップしていきます。高温になるほど、酵素にスポスポはまり、勢いよく出ていきます。温度が上昇するほど酵素が活発に働くのはこのためです。

「酵素は加熱によって破壊される」と、よく言われます。酵素は熱によって真っ二つに割れたり、バラバラに壊されたりするわけではありません。タンパク質が変性して、微妙にかたちがゆがんでしまうだけです。

ただ、「酵素はかたちが命」ですから、活性部位のかたちが少しでも変わると、二度と酵素として働けなくなってしまいます。この熱変性の起こる温度が、多くの場合50～60℃くらいなのです。

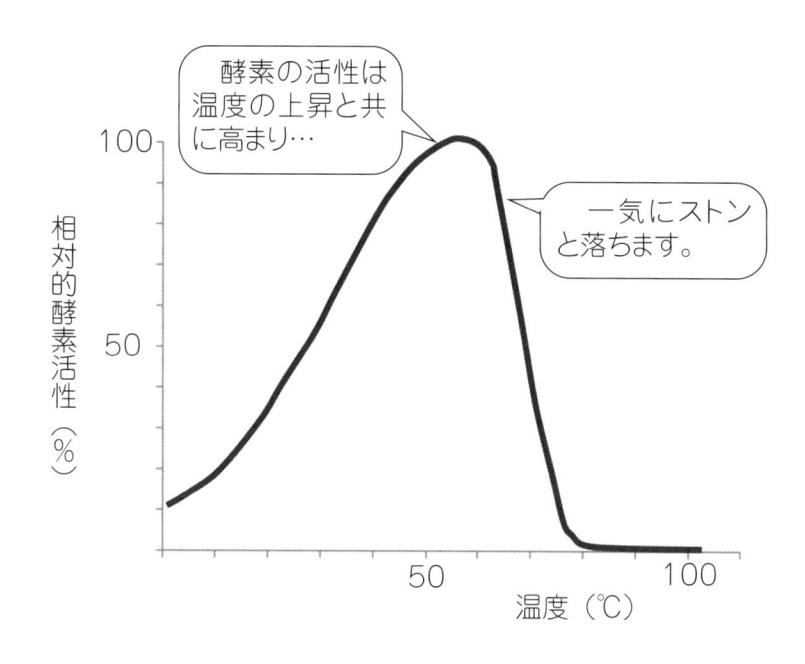

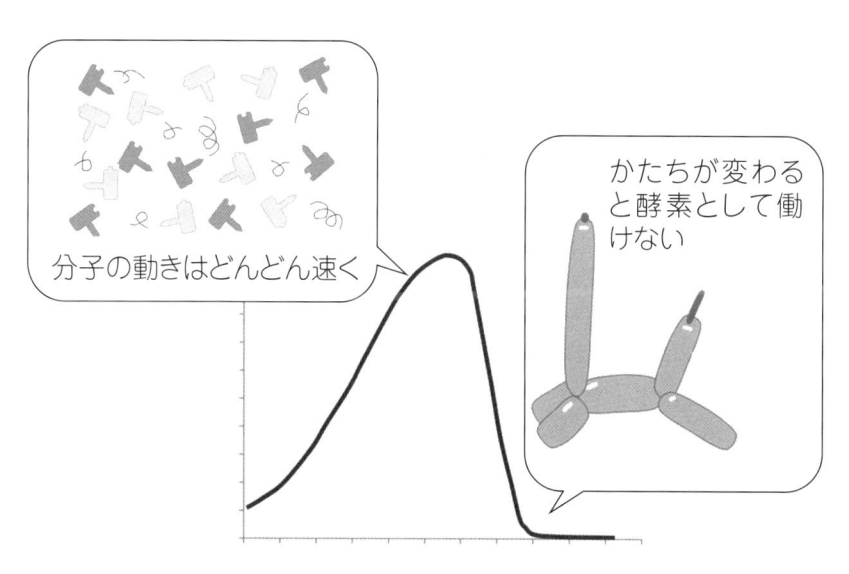

酵素の働きをじゃまする物質

酵素の働きをじゃまする分子もあり、酵素阻害剤（インヒビター）と呼ばれています。

酵素阻害剤は、殺虫剤や農薬などに広く利用されていますし、食品中に含まれることもあります。生の大豆などに含まれる「トリプシンインヒビター」もその一つ。タンパク質を消化する酵素であるトリプシンを失活させて、タンパク質の消化を妨げます。

そのため、ヒトも動物も大豆を生のまま食べると、下痢などのトラブルを起こします。植物としては、「これを食べると、後で苦しい思いをするよ～」とアピールして、種子を食べさせまいとしているわけですね。

トリプシンインヒビターはタンパク質なので、加熱されると変性してかたちが変わり、阻害剤として働けなくなります（＝害がなくなります）。

薬品の多くは酵素阻害剤です。体内で起こるほとんどすべての化学反応が酵素によって管理されているわけですから、酵素の働きに介入すれば、体内の出来事を操作することができます。

胃酸の分泌を抑えたり、痛みを感じさせる分子の分泌を抑えたり、アレルギー反応を起こす分子を減らしたりする目的で酵素阻害剤が使われています。

酵素阻害剤が働くメカニズム

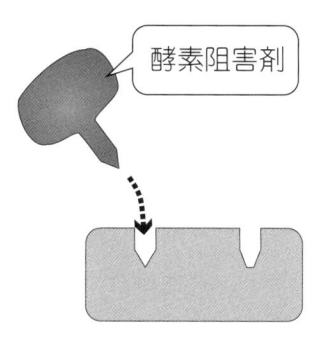

酵素阻害剤は、特定の酵素の活性部位にピタリとはまるかたちをしています。

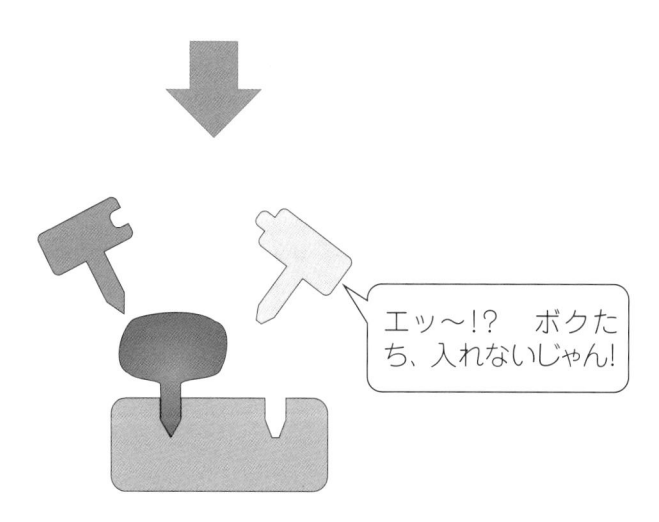

> エッ〜!? ボクたち、入れないじゃん!

　酵素阻害剤が酵素におさまってしまうと、その酵素が担当していた化学反応はストップします。阻害剤には、酵素と結合してしばらくすると離れていくタイプと、二度と離れないタイプがあります。

酵素を生かすと、甘い焼きイモになる

酵素をうまく利用すれば、お料理もよりおいしく作れます。

たとえば、焼きイモ。

サツマイモには、でんぷんがたっぷり含まれていますが、でんぷんには甘味がありません。でんぷんが切り分けられて麦芽糖になると、甘味を感じます。ですから、できるだけたくさんのでんぷんを麦芽糖に変えてあげれば、甘くておいしい焼きイモになるのです。

でんぷんは、加熱するだけではつなぎ目をカットできません。「アミラーゼ」という分解酵素が必要です。

サツマイモにはこのアミラーゼが含まれていて、60 〜 70℃くらいで活性がピークになります。70℃を超えると、アミラーゼは変性して、活性が失われてしまいます。でんぷんを麦芽糖に変えられなくなる、ということです。

ですから、麦芽糖たっぷりの甘い焼きイモを作るには、70℃の手前あたりの温度でじっくり加熱するのがベスト。石焼きイモは遠赤外線でサツマイモを加熱しますが、おイモ内部の温度はアミラーゼがもっとも活発に働くゾーンに維持されています。

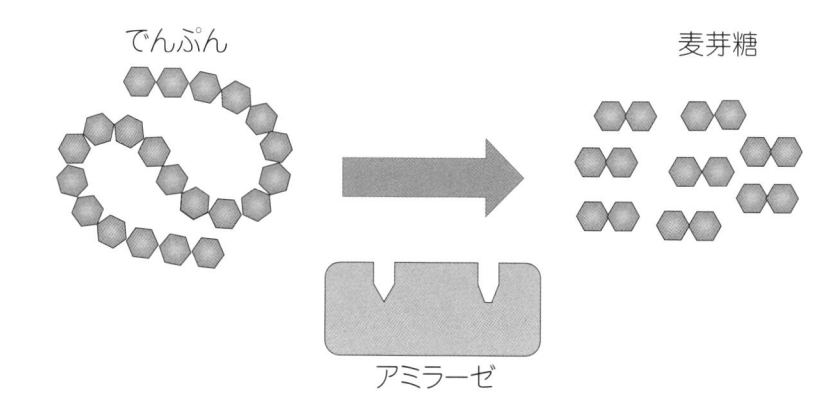

でんぷん

麦芽糖

アミラーゼ

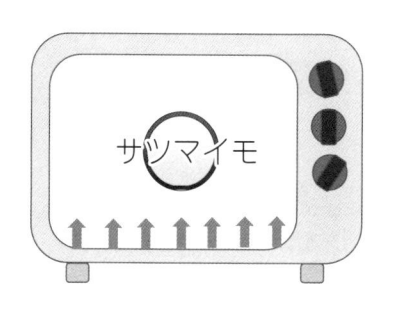

サツマイモ

　おいしい焼きイモを作るには、全体を均一に加熱することも大切です。オーブントースターのように、1方向（せいぜい2方向）からしか加熱できないと、中心が食べごろになったころには、ずっと熱にあたっていた部分は焼けすぎて水分がとび、パサパサになってしまいます。

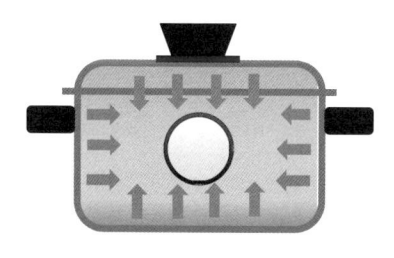

　ステンレス多層鍋や鉄鍋のように密閉性が高く全方向から加熱できる鍋を使えば、石焼きイモや焚き火の熾火と似た調理ができます。サツマイモを鍋に入れてから5分ほどは中火で加熱。その後は弱火でじっくり（40分くらい）焼きあげるといいでしょう。

キノコのうま味を最大限に引き出す

　キノコ類に含まれるグアニル酸は、昆布のグルタミン酸、かつお節のイノシン酸と並ぶ、代表的なうま味成分です。

　グアニル酸は、もとからキノコに含まれている成分ではありません。キノコ中のリポ核酸から、酵素の働きによって作られるものです。また、キノコの中には、グアニル酸を分解してうま味のない別の分子に変える酵素もあります。この2種類の酵素がもっとも活発に働く温度と失活する温度は、微妙に異なります。

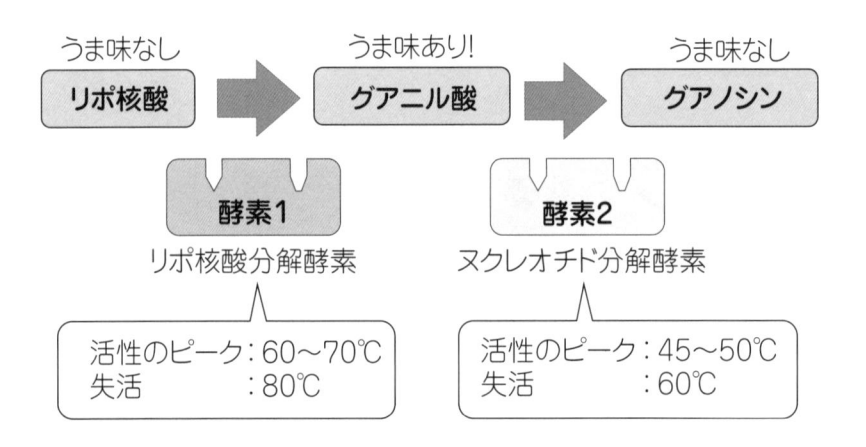

便宜上、グアニル酸を合成する酵素を「酵素 1」、分解する酵素を「酵素 2」としておきましょう。できるだけうま味をたくさん引き出すには、酵素 2 は失活させて、酵素 1 はバリバリ働く温度で調理するのが良いわけですね。

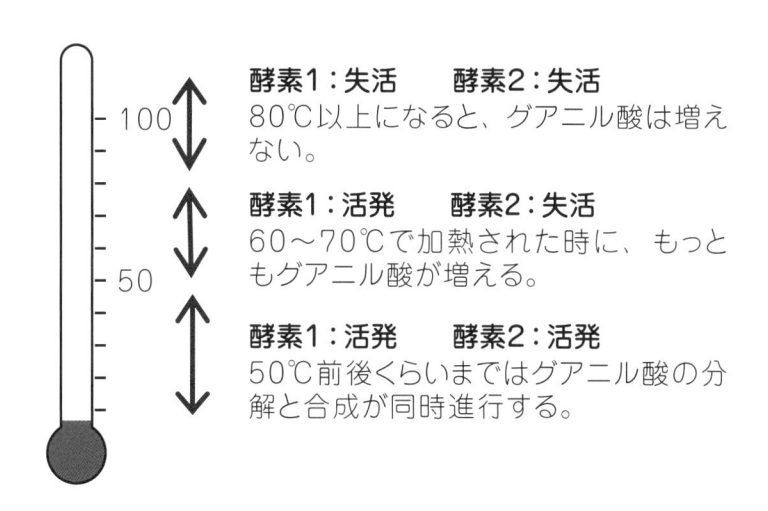

酵素 1 : 失活　　酵素 2 : 失活
80℃以上になると、グアニル酸は増えない。

酵素 1 : 活発　　酵素 2 : 失活
60〜70℃で加熱された時に、もっともグアニル酸が増える。

酵素 1 : 活発　　酵素 2 : 活発
50℃前後くらいまではグアニル酸の分解と合成が同時進行する。

　キノコを沸騰しているお湯に直接入れると、うま味成分があまり作られません。水から入れて茹で始めるか、70℃前後のお湯に入れて、その温度帯をキープしながら加熱するのがお勧めです。

「酵素飲料」は「酵素が入っている飲料」ではない

　CMや店頭でよく目にする「〇〇酵素」という商品。

　その実態は、「発酵食品」です。ここまでお話ししてきた「酵素」が主成分として含まれているわけではありません。

　野菜、果物、穀類などを発酵・熟成させたものが、日本の健食業界では「酵素」と呼ばれています。市販の酵素ドリンクのラベルを確認していただければ、「植物エキス発酵飲料」と書かれているはずです。

植物エキス発酵飲料とは

　㈶日本健康・栄養食品協会（JHNFA）が基準を設けていて、「複数の食用食物が持っている多数の栄養成分を乳酸菌や酵母などで発酵させたエキス発酵飲料」とされています。

　植物エキス発酵飲料にはいろいろな成分が含まれているはずで、その中には何らかの酵素も入っているかもしれません。

　しかし、ちゃんとした（？）メーカーのウェブサイトでは、「酵素が含まれている」とか、「酵素を補える」とか、「その酵素が体内に吸収されて重要な働きをする」とか、一切書かれていません。

　このように製造メーカーの公式コメントでは、「本来の酵素」と「酵素飲料」の線引きがされていても、販売店やネットショップでは、誤解を招く表現だらけです。

　たとえば、「健康づくりのためにもっとも大切な酵素を補える」とか。これは、「健康づくりのためにもっとも大切な『発酵によって作られた成分』を補える」の意味なのだと、脳内変換してください。

発酵によって作られる主な代謝産物

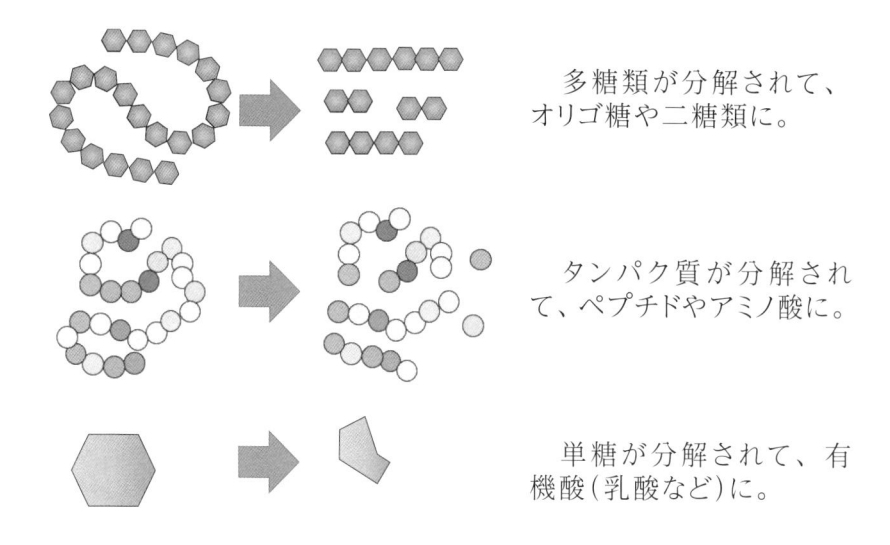

多糖類が分解されて、オリゴ糖や二糖類に。

タンパク質が分解されて、ペプチドやアミノ酸に。

単糖が分解されて、有機酸(乳酸など)に。

　某大手メーカーでは、自社の酵素飲料についてこのように説明しています。

- この商品は、植物性食品から抽出したエキスを、微生物(乳酸菌や酵母など)によって発酵させて作られた「発酵飲料」である。その発酵を支えているものは、微生物の酵素。
- 製造過程で酵素反応は完了しており、製品には酵素自体はほとんど残っていない。
- 製品中に酵素が多少残っていたとしても、健康上の意味はほとんどない。口から吸収された酵素は、活性のある状態で腸に届いたり、吸収されたりしないから。
- あくまで重要なのは、酵素の発酵作用によって作られた成分(代謝産物)を摂取することであり、酵素そのものを摂取することではない。
- 酵素によって作られたという意味で、この商品が「酵素飲料」と呼ばれることは、あながち間違いではないだろう。

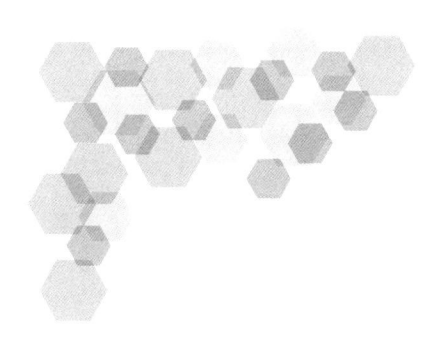

第 3 章

脂質の基礎とトランス脂肪酸

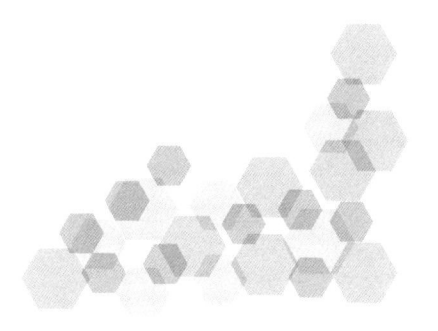

脂質の基本ユニットは脂肪酸

　三大栄養素の一つである脂質。その基本ユニットにあたるのは脂肪酸です。

　炭水化物やタンパク質と違って、脂肪酸は一列に長く連なりません。脂肪酸が3本セットになった状態が中性脂肪と呼ばれていて、これがたくさん集まったものが脂肪です。

　中性脂肪というと、「からだの害になるもの」、「なるべく減らさないといけないもの」というイメージがあるかもしれません。でも、困るのは血液中に中性脂肪が増えすぎた状態です。中性脂肪そのものは、悪玉ではありません。

　食品中でも人間のからだの中でも、脂質の90%以上が中性脂肪のかたちで存在しています。

ちょっとおさらいです。

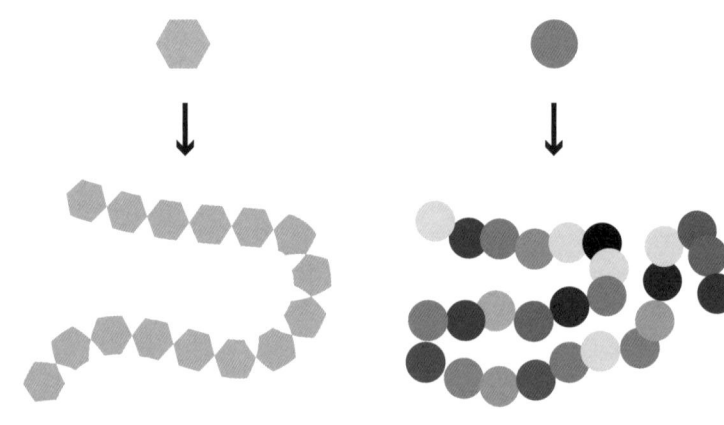

炭水化物は基本ユニットの
単糖が一列につながったもの
（たまに分岐も）。

タンパク質は基本ユニットの
アミノ酸が一列につながったもの
（分岐なし）。

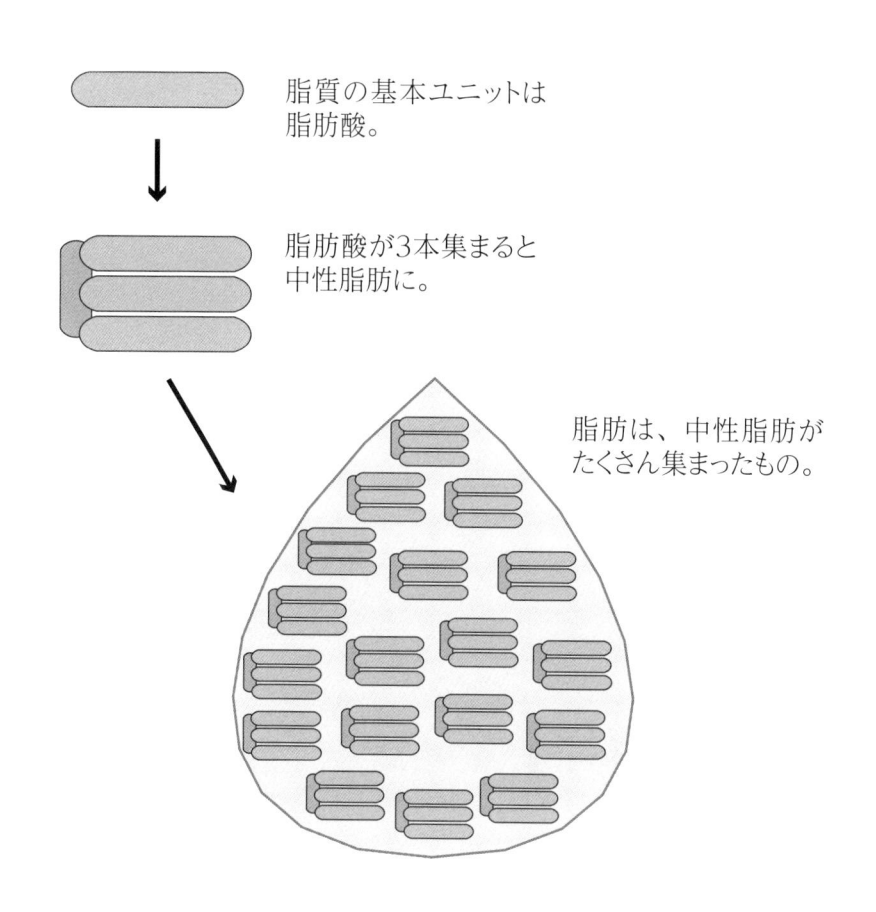

脂質の基本ユニットは
脂肪酸。

脂肪酸が3本集まると
中性脂肪に。

脂肪は、中性脂肪が
たくさん集まったもの。

　お肉の脂身、植物油、魚のあぶら…

　見た目はそれぞれに違います。でも、どの食品中の脂質も９割
以上が中性脂肪です。中性脂肪の実体は脂肪酸の３本セットなので、
食品中の脂質はほとんど脂肪酸のかたまりと言えます。これは肉で
も魚でも植物油でも同じなのです。

紅花油とオリーブ油の違い

　脂肪酸にはたくさんの種類があり、どの食品の「あぶら」にも種類の異なる脂肪酸がいろいろと含まれています。

紅花（サフラワー）油の脂肪酸構成

　たとえば紅花油はこのように、約4分の3がリノール酸、残りがオレイン酸と飽和脂肪酸という構成になっています。

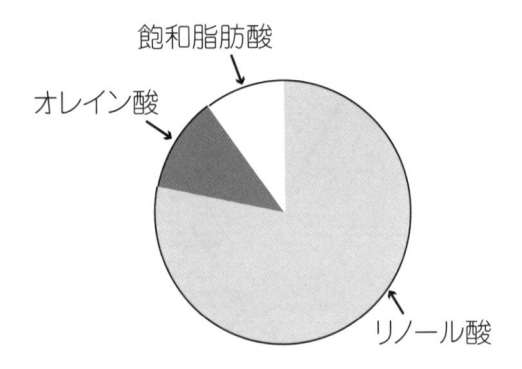

　紅花油は脂肪酸の3本パック（＝中性脂肪）が集まってできています。その4分の3がリノール酸なので、こんなイメージになります。

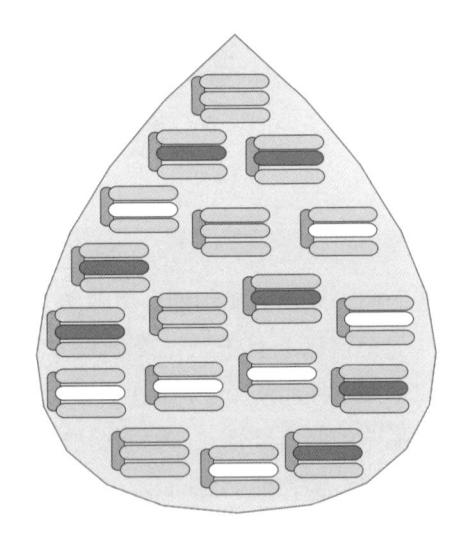

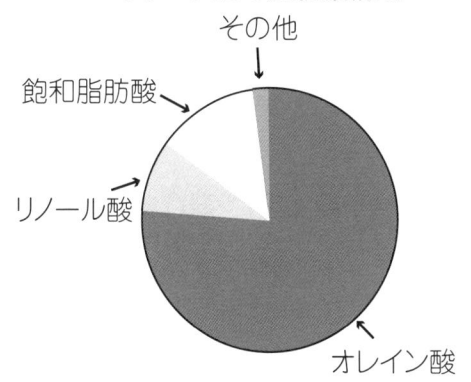

オリーブ油の脂肪酸構成

その他

飽和脂肪酸

リノール酸

オレイン酸

　オリーブ油の脂肪酸構成を見てみましょう。こちらは、オレイン酸が4分の3、残りをリノール酸と飽和脂肪酸が分け合っています。

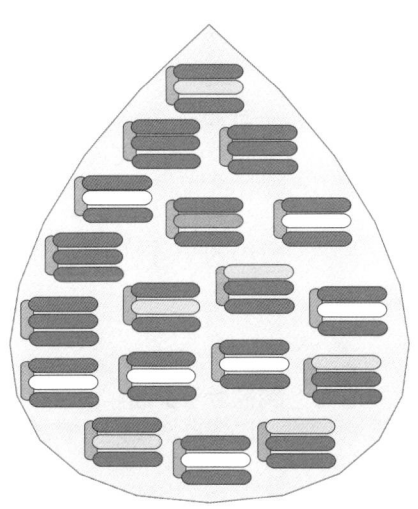

　紅花油とオリーブ油は見た目はほとんど変わりません。中性脂肪が集まってできているところも同じです。ただ、脂肪酸構成にはハッキリした違いがあります。これが、紅花油とオリーブ油の性質の違いを生んでいるのです。

いろいろな食品の脂肪酸構成

身近な食品の脂肪酸構成を見てみましょう。

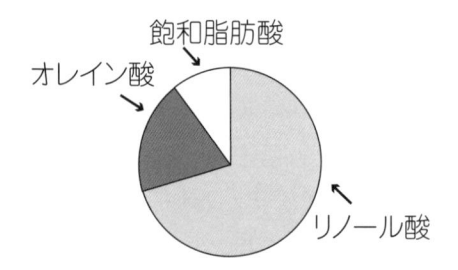

ひまわり（サンフラワー）油
　紅花油とよく似た構成。リノール酸が中心です。

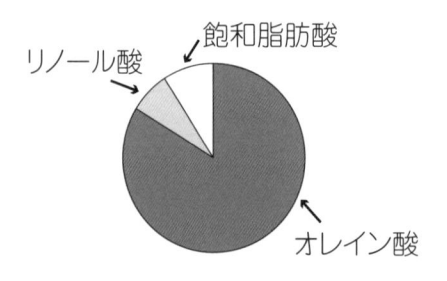

高オレイン酸ひまわり油
　リノール酸が少なく、オレイン酸が多いひまわりの種子を原料に使用。リノール酸の過剰摂取の弊害が知られてきたため、こうした品種改良が行われました。

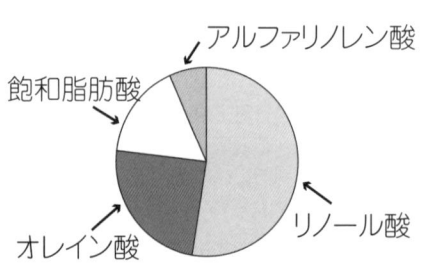

大豆油
　サラダ油、てんぷら油、マヨネーズ、マーガリンなどによく使われています。全脂肪酸の約半分がリノール酸。

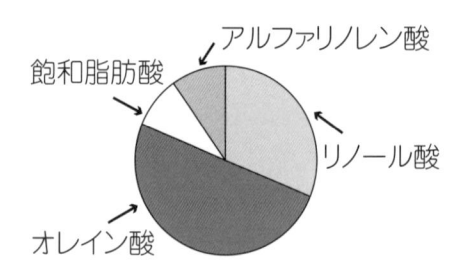

調合サラダ油
　JAS規格に沿って、2種類以上（大豆油、コーン油など）の植物油をブレンドしたものが「調合サラダ油」と呼ばれています。脂肪酸構成は個々の商品で異なります。

月見草油
　他の植物油にはほとんど含まれていない「ガンマリノレン酸」が豊富。

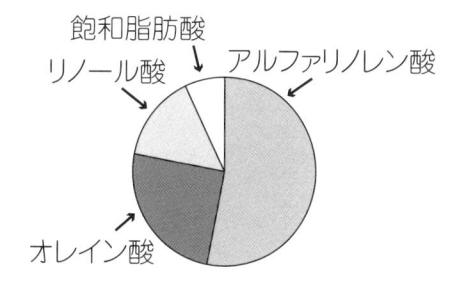

アマニ油
　「アルファリノレン酸」が豊富。シソ油やエゴマ油も同じような脂肪酸構成です。

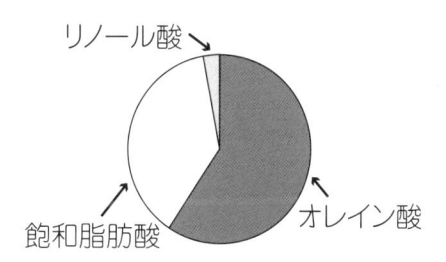

和牛　リブロース
　牛肉、豚肉、鶏肉は、植物油と比べて飽和脂肪酸の割合が多くなります。

クロマグロ　脂身
　魚の栄養素として知られるEPAやDHAも、脂肪酸の一種です。

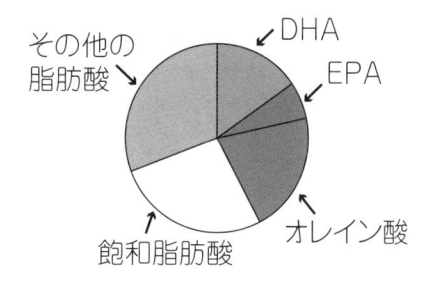

脂肪酸の分子構造

　それぞれの脂肪酸は微妙に性質が異なります。その個性の違いは分子構造から生まれています。脂肪酸の分子構造を詳しく見てみましょう。

　脂肪酸は、炭素（C）、酸素（O）、水素（H）が集まって作られています。右図には、サイズの小さな2つの脂肪酸に登場してもらいました。

　この2つ、何となくかたちが似ていますね。実は、脂肪酸の分子構造には決められたパターンがあります。

　分子構造の両サイドのかたちは、どの脂肪酸も共通しています。そのあいだに炭素が一列に並んでいる。これもすべての脂肪酸に共通です。

　ところで、脂肪酸の分子構造ですが、かわいいイラストにすれば少しは楽しくなるかと思い、イモムシ風にしてみました。ここから先のお話では、脂肪酸はイモムシ（のようなもの）と考えてください

　胴体は炭素、頭は酸素、足は水素。それぞれの数も合わせてありますから、わりと実物に忠実なデフォルメです。

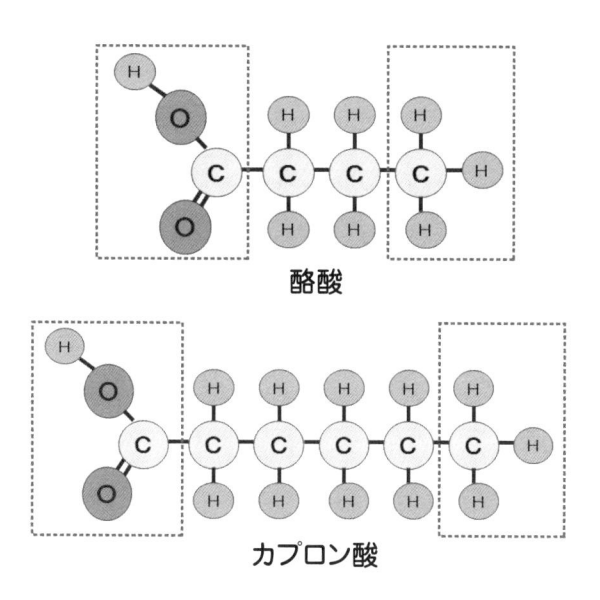

酪酸

カプロン酸

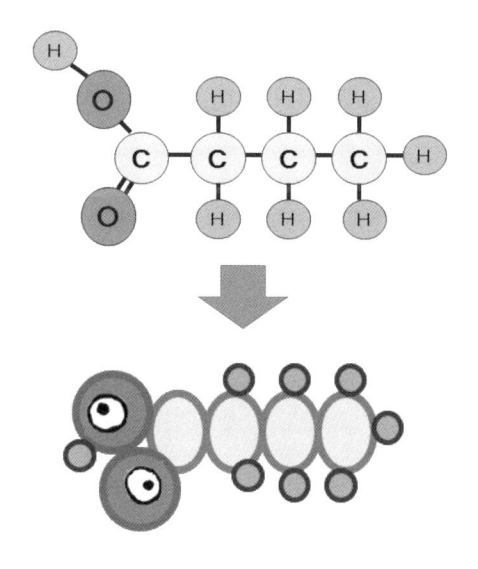

飽和脂肪酸のメンバー

　脂肪酸には大きく分けて、飽和脂肪酸と不飽和脂肪酸の2種類があります。飽和と不飽和の違いは後でお話しします。とりあえず今のところは、飽和脂肪酸は「胴体がまっすぐなイモムシ」と思ってください。

　飽和脂肪酸は、胴体の長さ（＝炭素の数）によって3つのグループに分けられています。

> 短鎖脂肪酸 炭素の数が7以下
> 中鎖脂肪酸 炭素の数が8〜10
> 長鎖脂肪酸 炭素の数が11以上

　炭素の数が6〜12個のものを中鎖脂肪酸とする分け方もあります。どちらにしても、中くらいの長さの飽和脂肪酸が、中鎖脂肪酸と呼ばれているわけです。

　一列に並んだ炭素はどこまでも長く伸びていくわけではなく、多くて30個くらいまで。食品中に圧倒的に多いのは長鎖脂肪酸です。まとまった量の短鎖脂肪酸や中鎖脂肪酸を含む食品はごくわずかしかありません。

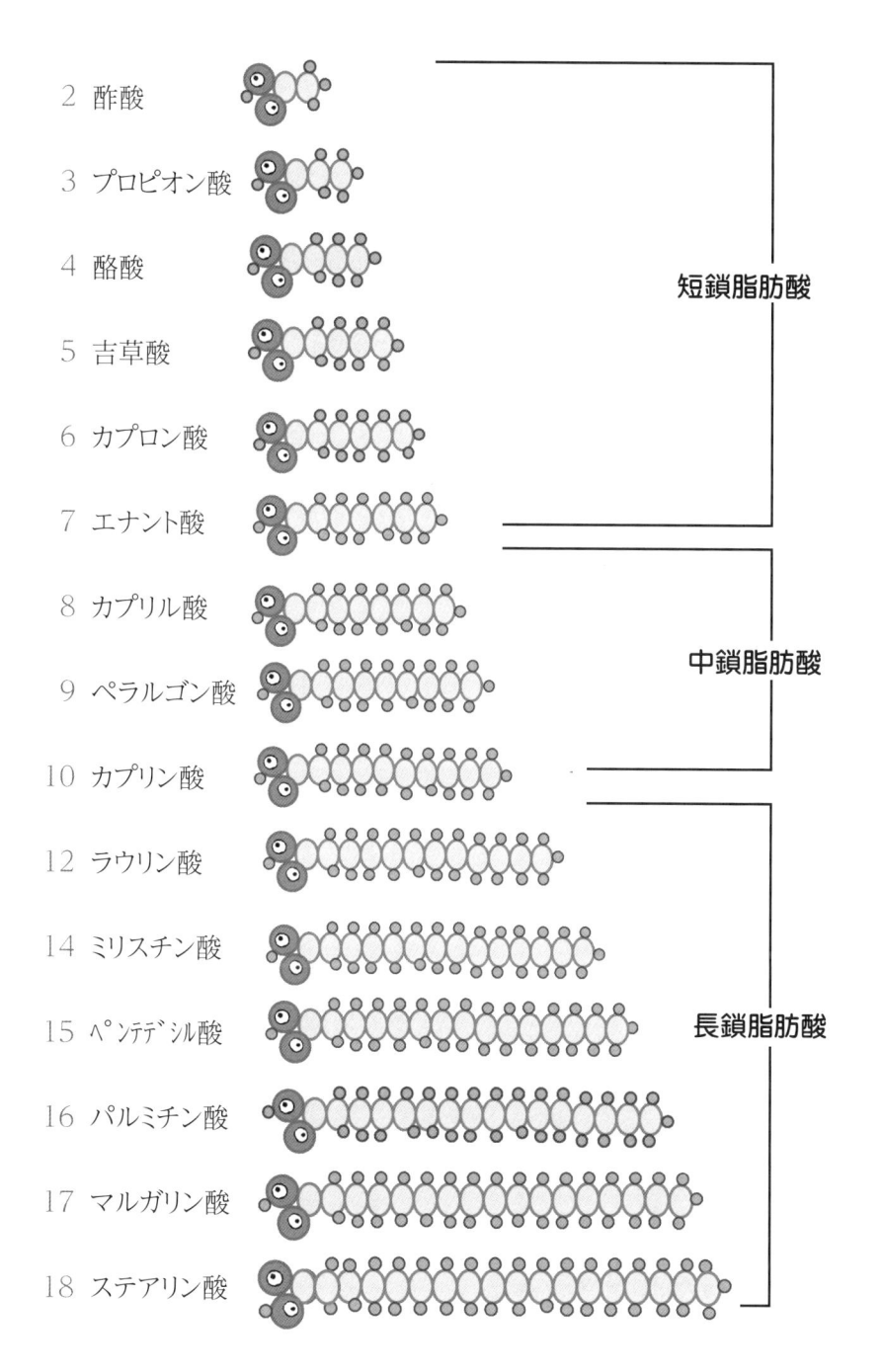

2 酢酸

3 プロピオン酸

4 酪酸

5 吉草酸

6 カプロン酸

7 エナント酸

8 カプリル酸

9 ペラルゴン酸

10 カプリン酸

12 ラウリン酸

14 ミリスチン酸

15 ペンタデシル酸

16 パルミチン酸

17 マルガリン酸

18 ステアリン酸

短鎖脂肪酸

中鎖脂肪酸

長鎖脂肪酸

食品によって飽和脂肪酸の内容も変わる

先ほどの円グラフで、「飽和脂肪酸」と書かれていたところには、いろいろな飽和脂肪酸がまとめられていました。

内訳を見ると、こんな感じ

コーン油
コーン油に含まれる飽和脂肪酸全体の中で、各飽和脂肪酸が占める割合を見てみましょう。パルミチン酸とステアリン酸で9割以上になりますね。

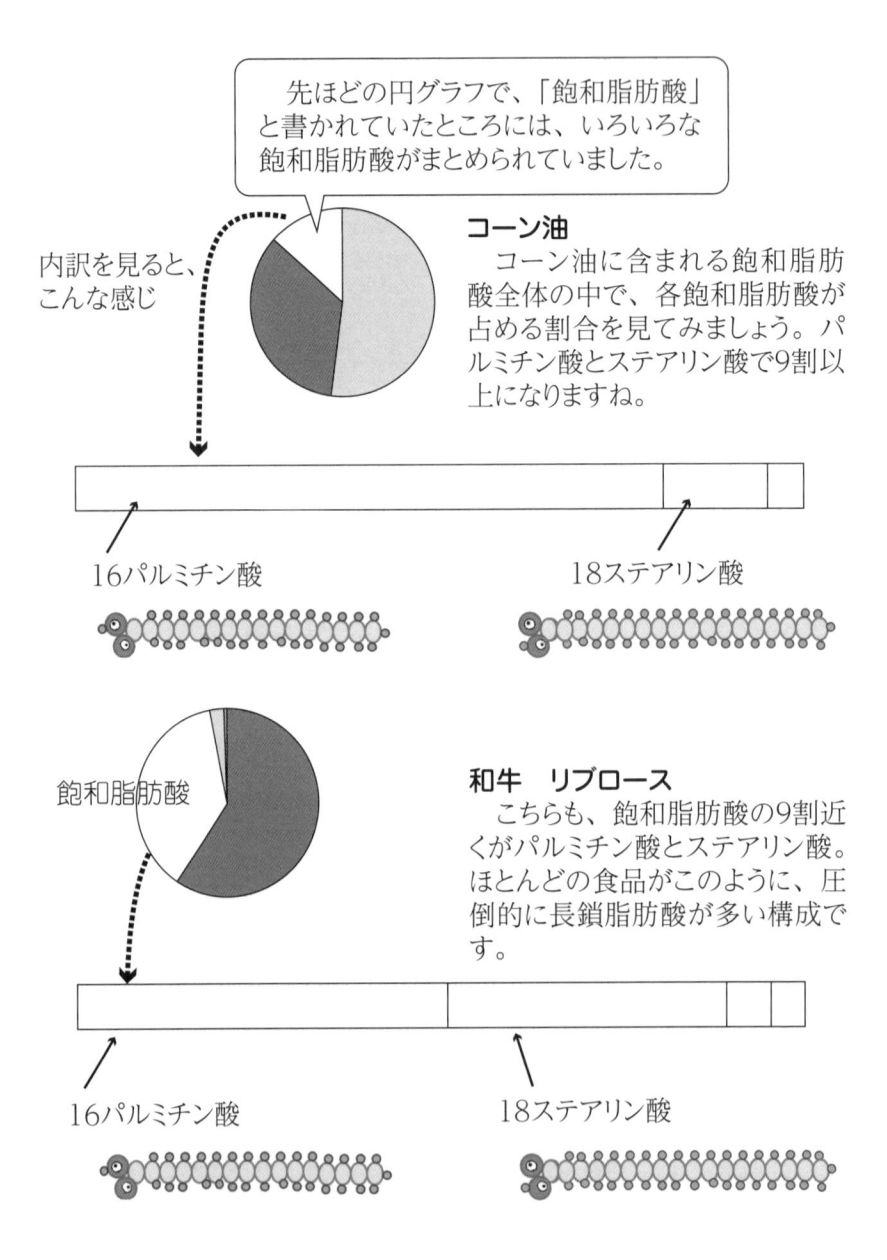

16パルミチン酸　　　　　18ステアリン酸

和牛　リブロース
こちらも、飽和脂肪酸の9割近くがパルミチン酸とステアリン酸。ほとんどの食品がこのように、圧倒的に長鎖脂肪酸が多い構成です。

飽和脂肪酸

16パルミチン酸　　　　　18ステアリン酸

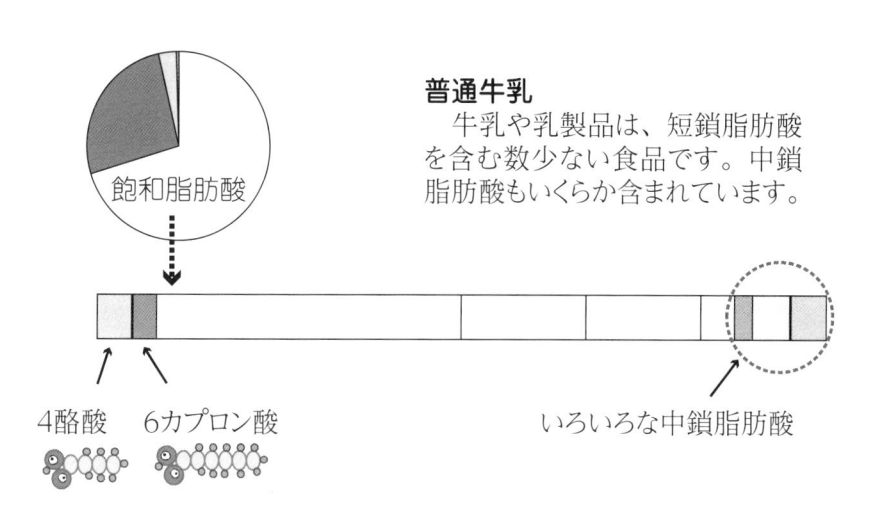

普通牛乳
　牛乳や乳製品は、短鎖脂肪酸を含む数少ない食品です。中鎖脂肪酸もいくらか含まれています。

飽和脂肪酸

4酪酸　6カプロン酸

いろいろな中鎖脂肪酸

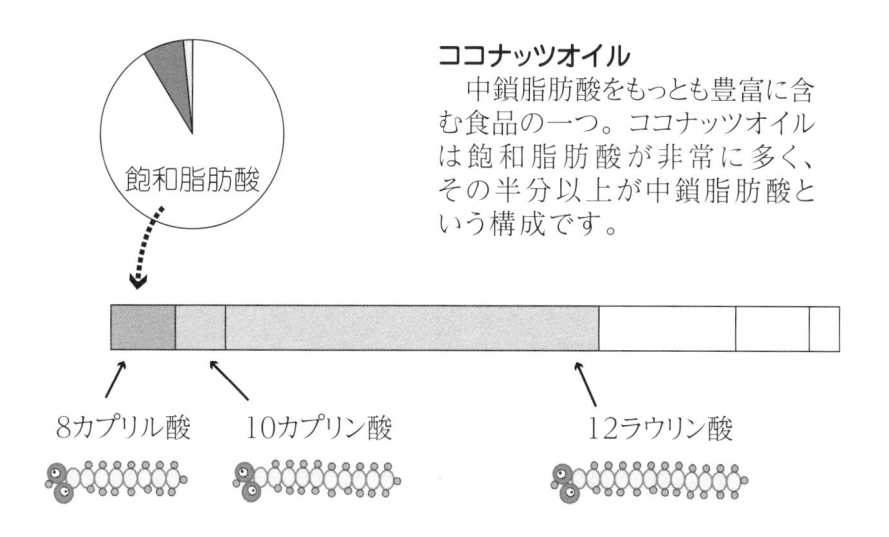

ココナッツオイル
　中鎖脂肪酸をもっとも豊富に含む食品の一つ。ココナッツオイルは飽和脂肪酸が非常に多く、その半分以上が中鎖脂肪酸という構成です。

飽和脂肪酸

8カプリル酸　10カプリン酸　12ラウリン酸

不飽和脂肪酸の分子のかたち

脂肪酸には、今までお話ししてきた飽和脂肪酸とは別に、不飽和脂肪酸というカテゴリーがあります。

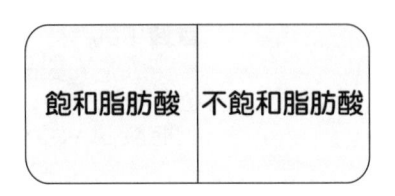

飽和脂肪酸と不飽和脂肪酸の違いは、たった１つ。「炭素の二重結合」があるかないかです。

では、炭素の二重結合とは何か？

ひとまず、「炭素は４本の手を持っていて、４人の相手と握手することができる」のだと考えてみましょう。右ページのイラストをご覧ください。

飽和脂肪酸の分子構想を見てみると、炭素の４本の手のうち２本は、両隣の炭素と握手しています。残りの２本はそれぞれ水素と握手していて、胴体の両サイドにたくさんの水素が足のように並んでいます。イモムシには足がありませんから、このイラストはムカデと言った方が良かったですね！

二重結合をしている炭素は、水素と握手をしていた手を放し、隣の炭素とダブルで握手しています。このかたちを一つでも持っている脂肪酸が、不飽和脂肪酸と呼ばれています。

飽和脂肪酸

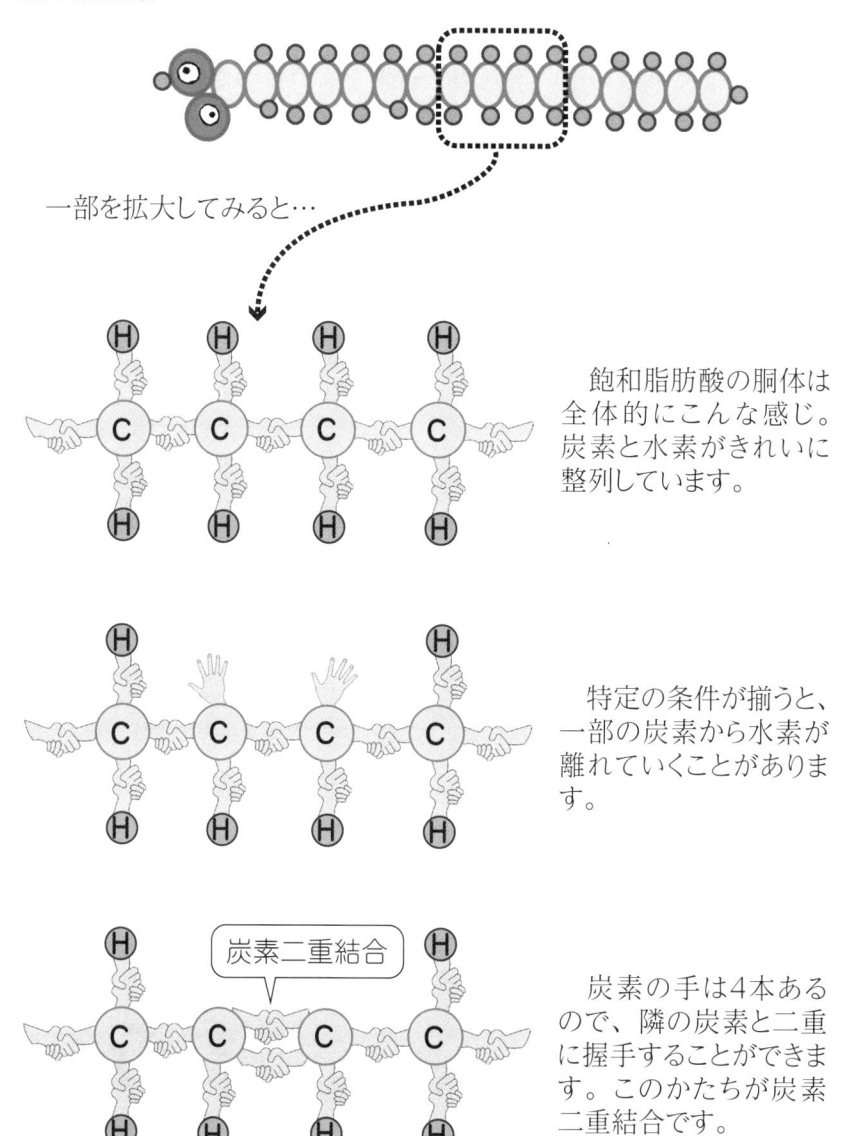

一部を拡大してみると…

飽和脂肪酸の胴体は全体的にこんな感じ。炭素と水素がきれいに整列しています。

特定の条件が揃うと、一部の炭素から水素が離れていくことがあります。

炭素二重結合

炭素の手は4本あるので、隣の炭素と二重に握手することができます。このかたちが炭素二重結合です。

いろいろな不飽和脂肪酸

　名前を聞く機会の多い不飽和脂肪酸を、いくつかご紹介しておきましょう。

　オリーブ油などに豊富なオレイン酸。胴体の真ん中あたりに、炭素の二重結合があります。脂肪酸は、二重結合がある場所で折れ曲がります。

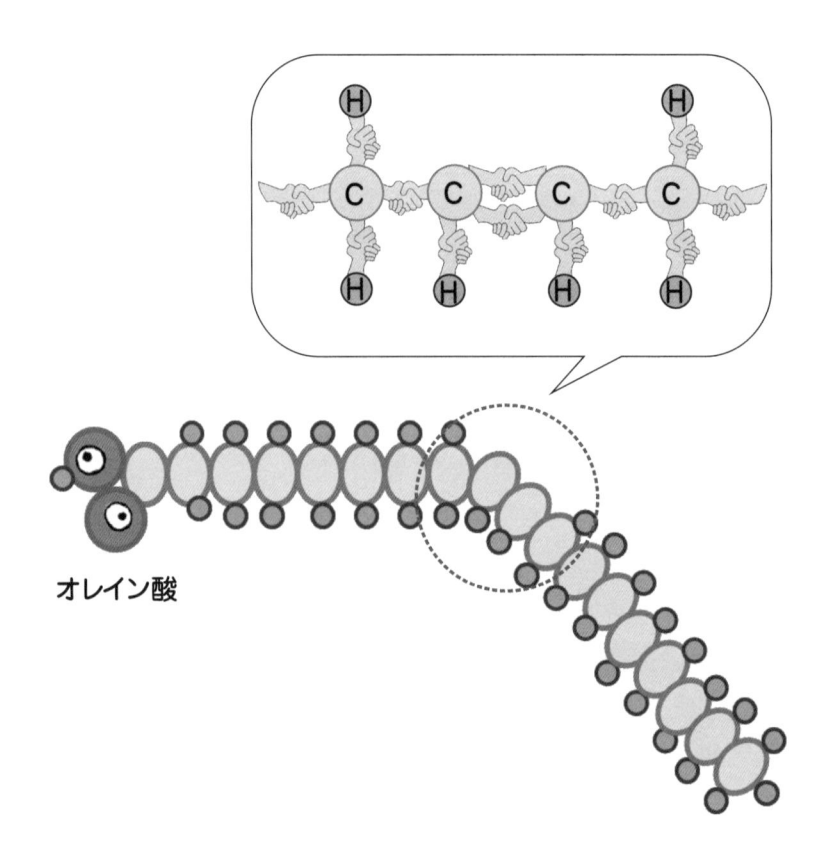

オレイン酸

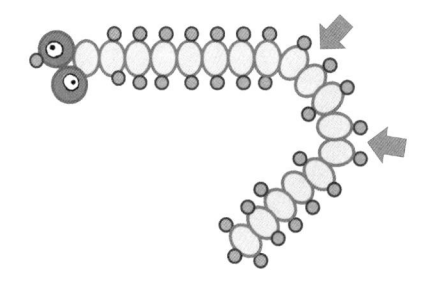

リノール酸

　多くの植物油に豊富に含まれています。二重結合の数は2つ。

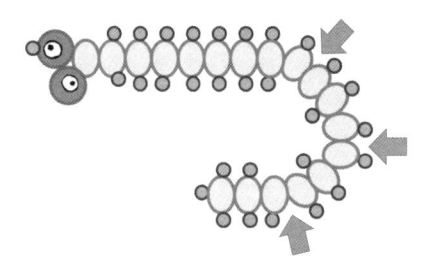

アルファリノレン酸

　アマニ油などに含まれています。二重結合の数は3つ。二重結合が増えるほど、イモムシのからだは丸まっていきます。

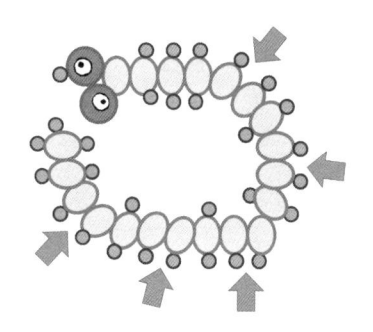

EPA

　魚に豊富な脂肪酸です。二重結合の数は5つ。

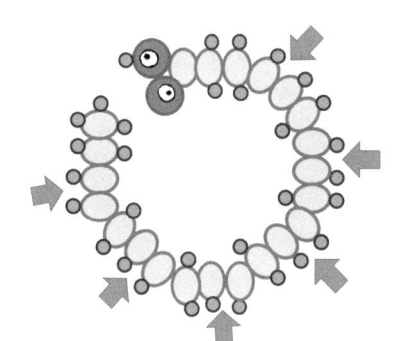

DHA

　こちらも魚に豊富な脂肪酸。二重結合は6つあります。

不飽和脂肪酸の分類法

不飽和脂肪酸は、二重結合の数や位置によって性格が変わってくるので、よくグループに分けて語られます。そのグループ分けには、いくつかの方法があります。

飽和脂肪酸　不飽和脂肪酸

短鎖	
中鎖	
長鎖	

飽和脂肪酸は胴体の長さによって、短鎖、中鎖、長鎖の3つのサブグループに分類されていました。

不飽和脂肪酸のグループ分け　その1：胴体の長さ

飽和脂肪酸	短鎖 不飽和脂肪酸
	長鎖 不飽和脂肪酸

炭素の数が18以上の不飽和脂肪酸を長鎖、それ未満を短鎖とする分け方。

栄養素として重要になる不飽和脂肪酸はほぼすべてが長鎖に含まれます。

不飽和脂肪酸のグループ分け　その2：二重結合の数

飽和脂肪酸	単価（一価） 不飽和脂肪酸
	多価 不飽和脂肪酸

炭素の二重結合の数が1つだけなら単価（一価）、2つ以上あれば多価とする分け方。オレイン酸は単価、それ以外の主要な不飽和脂肪酸は多価に含まれます。

不飽和脂肪酸のグループ分け　その3：二重結合の位置

　イモムシのお尻から数えていくつ目の炭素に最初の二重結合があるかによって、分類する方法です。ちなみに、イモムシのお尻は、正しくは「メチル末端」と言います。ちゃんとした人（?）にお話しする際にはご注意ください。

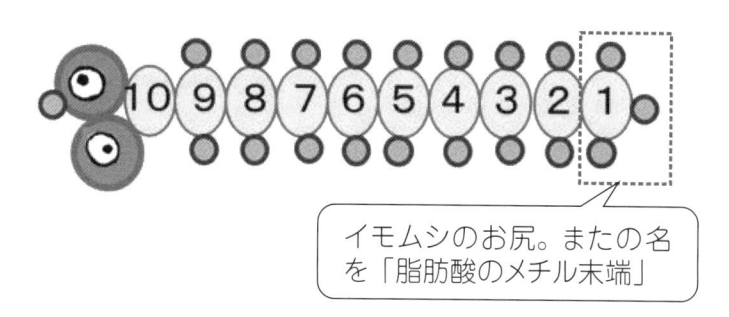

> イモムシのお尻。またの名を「脂肪酸のメチル末端」

　お尻から3番目の炭素に最初の二重結合があればオメガ3、6番目が最初ならオメガ6となります。

飽和脂肪酸	オメガ3	EPA、DHAなど
	オメガ5	プルカ酸など
	オメガ6	リノール酸など
	オメガ7	パルミトレイン酸など
	オメガ9	オレイン酸など
	オメガ10	サピエン酸など

　飽和脂肪酸には炭素二重結合がないので、「オメガ○」とはなりません。

オメガ３とオメガ６は、ヒトの体内で作れない

　お尻から何番目の炭素に最初の二重結合があるか、イラストで確認しておきましょう。

オレイン酸はオメガ９

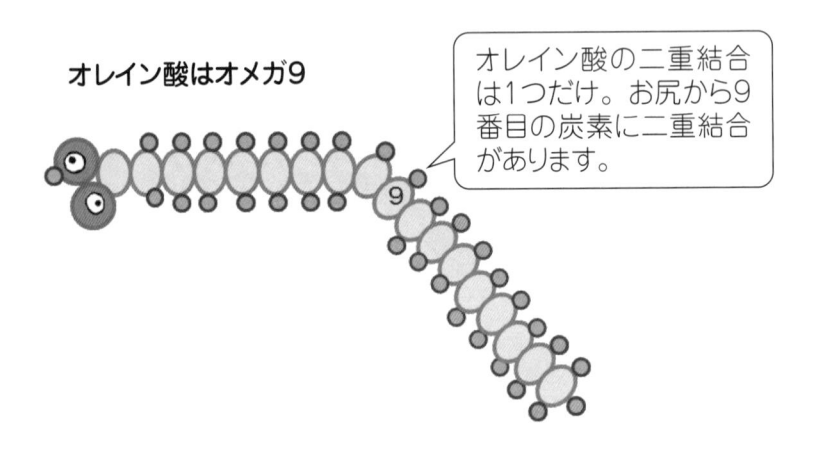

オレイン酸の二重結合は1つだけ。お尻から9番目の炭素に二重結合があります。

リノール酸はオメガ６

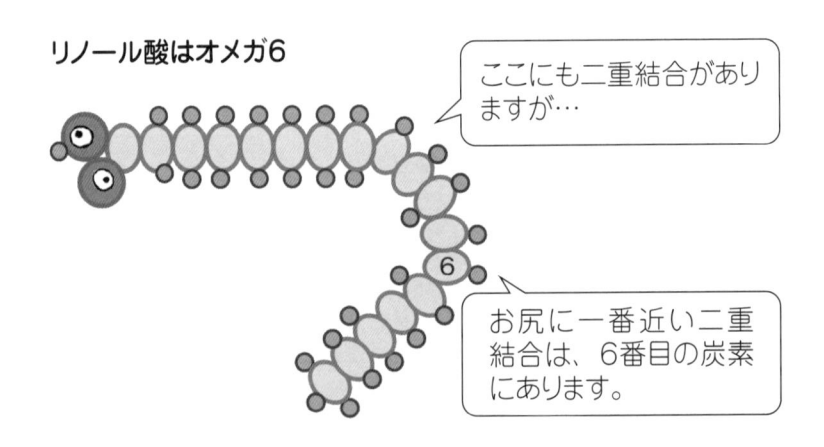

ここにも二重結合がありますが…

お尻に一番近い二重結合は、6番目の炭素にあります。

EPAはオメガ3

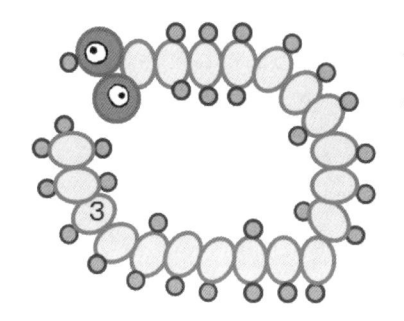

EPAには二重結合が5つあります。お尻に一番近い二重結合は、3番目の炭素にあります。

オメガ3とオメガ6の脂肪酸には重要な特徴があります。ヒトのからだの中で新たに作ることができないのです。

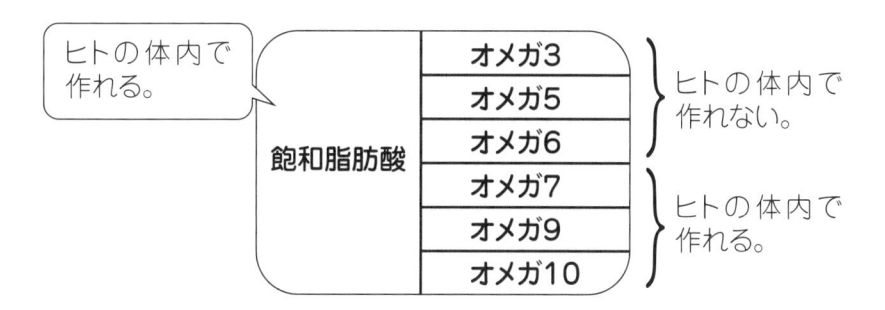

なぜ、オメガ3とオメガ6を作れないのか？
イモムシのお尻から数えて6番目までの炭素に二重結合を作る酵素を、ヒトは持っていないからです。

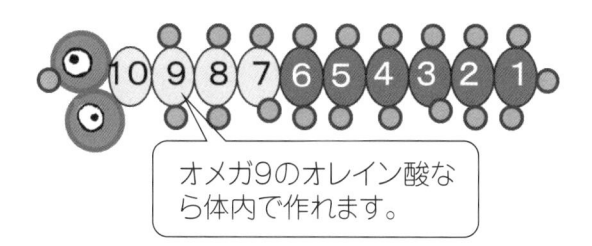

オメガ3と6を加工することはできる

オメガ3と6の脂肪酸を体内で新たに作ることはできませんが、食事から摂取したオメガ3のかたちを変えて、別のオメガ3を作ることはできます。オメガ6も同様です。

イモムシの胴体を少し長くしたり、二重結合を追加したりして脂肪酸のかたちを変えていくわけですが、一つ一つの工程で担当の酵素が必要になります。オメガ3とオメガ6の脂肪酸はかたちが良く似ているので、同じ酵素がオメガ3と6の両方を担当しています。

たとえば、リノール酸に炭素二重結合を1つ追加する「Δ6デサチュラーゼ」という酵素は、アルファリノレン酸にも同じ加工を施します。

その次のステップでも同じように、オメガ3とオメガ6は1つの酵素を兼用。その次のステップも、酵素を兼用しています。

ただ、どの酵素も、イモムシのお尻から6番目までに並んでいる炭素は一切いじれません。6番目までのかたちは、ずっと変わらないということです。

そのため、オメガ3の脂肪酸は酵素によっていろいろと姿を変えられていっても、オメガ3であることは最後まで変わりません。オメガ6も同じで、どこまで行ってもずっとオメガ6のままです。

オメガ6系列の脂肪酸		オメガ3系列の脂肪酸
リノール酸		アルファリノレン酸

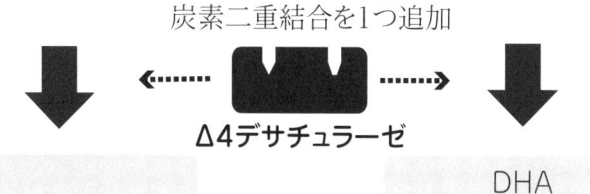

炭素二重結合を1つ追加

Δ6デサチュラーゼ

ガンマリノレン酸

胴体の炭素を2分子追加

エロンガーゼ

炭素二重結合を1つ追加

Δ5デサチュラーゼ

アラキドン酸		EPA

胴体の炭素を2分子追加

エロンガーゼ

炭素二重結合を1つ追加

Δ4デサチュラーゼ

DHA

この本の中でのお話と関係のない脂肪酸は、名前を書いていません。

オメガ3が多いビーフとは

「オメガ3もオメガ6も、体内で新たに作ることができない」

「体内で脂肪酸のかたちを変えることはできても、オメガ3はどこまでいってもオメガ3、オメガ6は最後までオメガ6」

そうしますと、食事からオメガ3をたくさん摂っている人のからだは、必ずオメガ3が多くなり、オメガ6を多く摂っていると、必ずオメガ6が多くなります。これは、動物でも同じです（オメガ3とオメガ6を自由に作れるのは植物だけ）。

牛肉のケースを考えてみましょう。

「昔の牛肉には、オメガ3脂肪酸が豊富だった」とか、「グラスフェッド・ビーフ（牧草飼育牛肉）にはオメガ3が多い」とか言われます。

これは、牧草にオメガ3系列のアルファリノレン酸が豊富だからです。配合飼料はとうもろこしなどが中心でリノール酸が多くなりますので、比較的オメガ6脂肪酸が多い牛肉になります。

牧草で育てられた牛、穀物飼料を与えられた牛、牛に似た野生動物3種の食肉中の脂肪酸構成を比較した研究からは、オメガ6とオメガ3の比率にハッキリした違いが認められています。牧草を食べた牛と野生動物3種のオメガ6：3比は、2：1くらいだったのに対し、穀物を食べた牛だけは5：1とオメガ6側に偏ったバランスになりました。

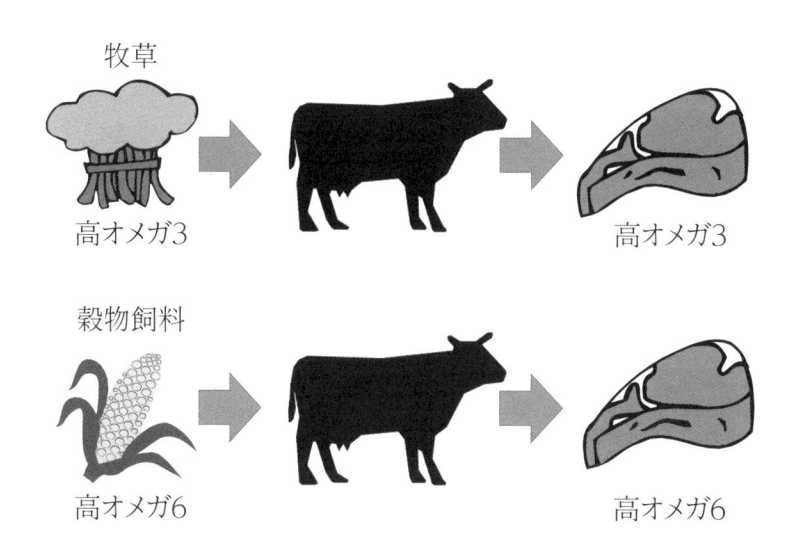

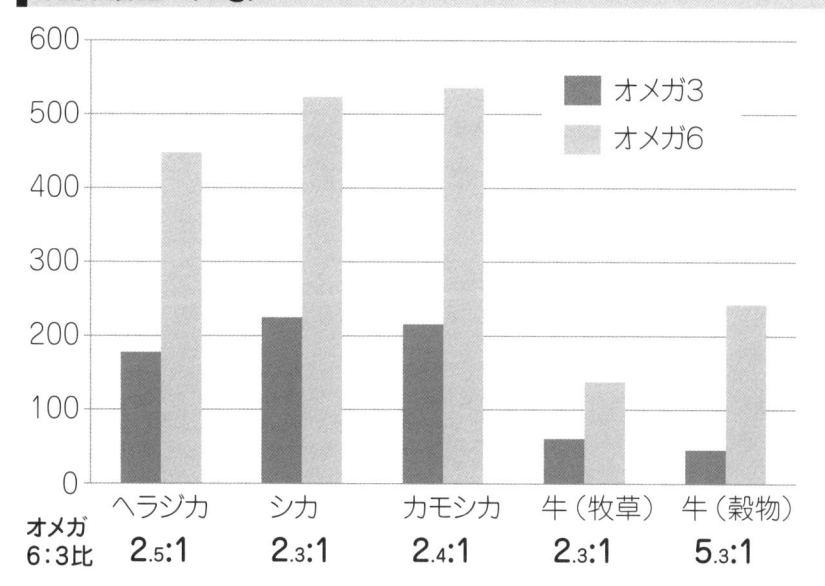

食肉100g中のオメガ3とオメガ6
脂肪酸量（mg）

	オメガ3	オメガ6

オメガ
6:3比

ヘラジカ	シカ	カモシカ	牛（牧草）	牛（穀物）
2.5:1	2.3:1	2.4:1	2.3:1	5.3:1

出典 European Journal of Clinical Nutrition (2002) 56, 181-191

養殖の魚にはリノール酸が多い

　魚も、自分のからだの中でオメガ3と6の脂肪酸を作ることができません。

　海に住む生物の食物連鎖の底辺にいる植物性プランクトンには、オメガ3のアルファリノレン酸が豊富です。それを食べた動物性プランクトン、それを食べた魚、それを食べたもっと大きな魚へと、オメガ3が受け継がれていきます。その過程で、オメガ3のかたちもEPAやDHAに変わっていきます。

　一方、養殖の魚に与えられている植物性飼料（大豆、とうもろこし、小麦など）には、オメガ6のリノール酸が豊富。結果として、養殖魚の魚肉には比較的オメガ6が多くなります。

　天然魚と養殖魚、見ただけではなかなか判別できませんね。ぼくなどは、食べても違いが分かりません（笑）。

　本当は養殖なのに、「天然もの」のラベルを貼られた魚も、スーパーの店頭に並んでいるかもしれません。こうした不正を暴くためには、脂肪酸測定が役立ちます。脂肪酸構成を調べれば、天然と養殖の違いは歴然なのです。

　農水省が行った調査でも、天然のマダイは養殖マダイと比較して、明らかにDHAが多く、リノール酸が少ない傾向が認められています

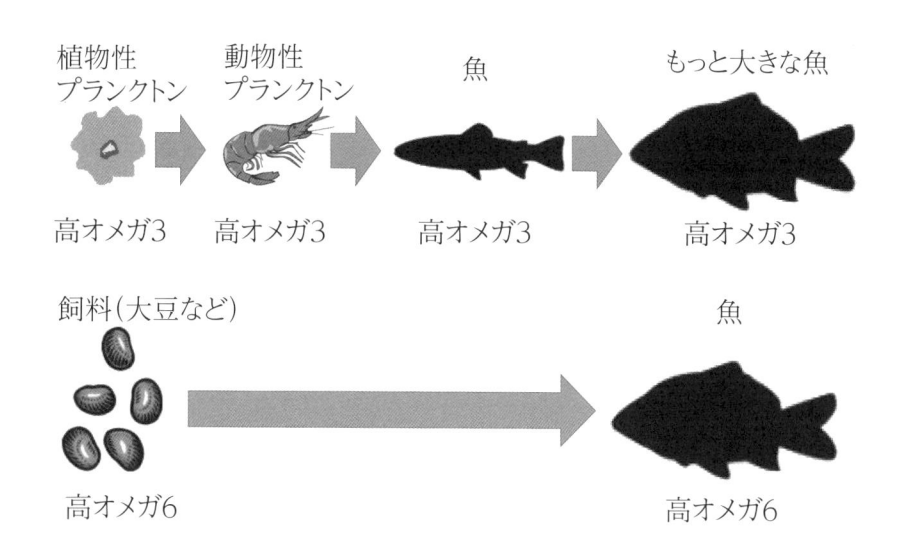

養殖マダイ（○）と天然マダイ（◆）の脂肪酸組成

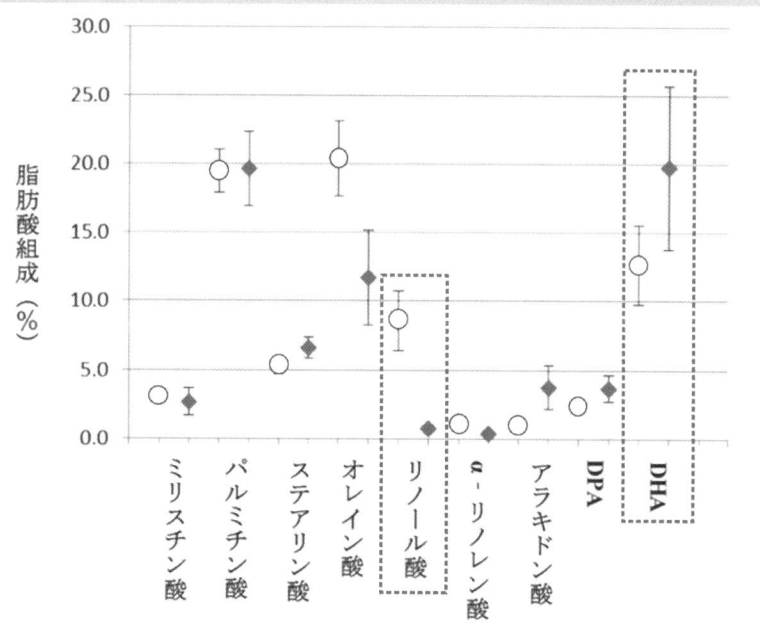

出典：独立行政法人 農林水産　消費安全技術センター

若い人ほど、オメガ3と6のバランスが悪い

「オメガ6：オメガ3」の摂取比率について、「第6次改訂日本人の栄養所要量」では、「健康人は4：1」と目安が示されています。この「4：1」が理想の比率のように語られることもあります。

しかし、和食中心の食事をしていた1960年代の日本人のバランスは「3：1」くらいだったと推測されていますし、アレルギーなどの治療では「3：1」寄りのバランスの方が効果が現れやすいようです。

「4：1」は最低限クリアしたい目標であり、できれば「3：1」に近づけるのが望ましいと考えるのが妥当でしょう。

現在の日本人のデータを見ると、世代間の格差が顕著です。

男女とも60代以上は4：1よりもオメガ3が多く良好なバランスですが、30代以下はほぼ5：1になっています。

日本人の脂肪酸摂取バランスは、過去数十年のあいだに、オメガ6優勢の方向へ大きく傾いてしまいました。

なぜそうなったかは、オメガ3と6がどんな食品に含まれているかを見れば、一目瞭然でしょう。一般的によく使われている植物油の多くは、リノール酸が豊富です。こうした高リノール酸油は加工食品にたくさん使われているので、加工食品をよく利用する人ほど、オメガ6の摂取が多くなります。

一方、オメガ3を豊富に含む数少ない食材である「魚」は、特に若い人から敬遠されています。植物油にしても、オメガ3が豊富なものはアマニ油などごくわずかしかありません。

日本人のオメガ(ω)6と3の摂取比率

男性					女性			
年齢	$\omega6$ 摂取量	$\omega3$ 摂取量	$\omega6:\omega3$		年齢	$\omega6$ 摂取量	$\omega3$ 摂取量	$\omega6:\omega3$
7 - 14	10.1	2.00	5.0 : 1		7 - 14	9.19	1.79	5.1 : 1
15-19	12.5	2.37	5.3 : 1		15-19	9.98	1.88	5.3 : 1
20-29	10.8	2.22	4.9 : 1		20-29	8.77	1.78	4.9 : 1
30-39	11.6	2.42	4.8 : 1		30-39	9.0	1.84	4.9 : 1
40-49	10.8	2.29	4.7 : 1		40-49	8.4	1.82	4.6 : 1
50-59	10.7	2.61	4.1 : 1		50-59	8.94	2.1	4.3 : 1
60-69	10.4	2.21	3.7 : 1		60-69	8.78	2.24	3.9 : 1
70-	9.0	2.50	3.6 : 1		70-	7.66	2.09	3.7 : 1

オメガ(ω)6と3の摂取量はg/日

参考資料:平成25年 国民健康・栄養調査報告

オメガ6とオメガ3が豊富な食品

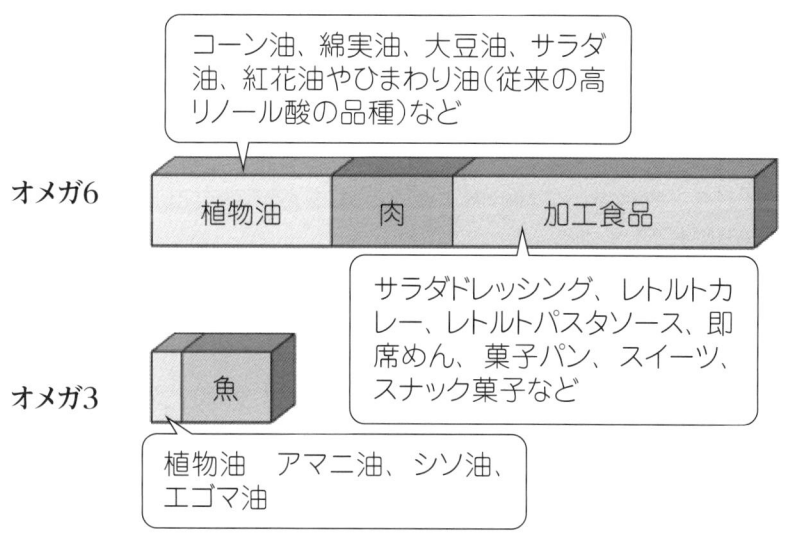

コーン油、綿実油、大豆油、サラダ油、紅花油やひまわり油(従来の高リノール酸の品種)など

オメガ6 植物油 | 肉 | 加工食品

サラダドレッシング、レトルトカレー、レトルトパスタソース、即席めん、菓子パン、スイーツ、スナック菓子など

オメガ3 魚

植物油 アマニ油、シソ油、エゴマ油

オメガ3と6のバランスが大切なわけ

　オメガ3とオメガ6の脂肪酸からは、プロスタグランジンと呼ばれる活性物質が作られます。

プロスタグランジンとは

　「ほぼすべての細胞内で作られ、ホルモンのように働く生理活性物質」同じように働く活性物質に、ロイコトリエン、トロンボキサン、プロスタサイクリンもあります。

　オメガ6系列の「アラキドン酸」から作られるプロスタグランジンは、からだの中の様々な働きを加速させるアクセル役として働きます。逆にオメガ3系列の「ＥＰＡ」から作られるプロスタグランジンは、働きを弱めるブレーキ役。両者のバランスを取ることで、体内の機能がコントロールされているのです。

オメガ3と6が調節している体内の作用

血液の固まりやすさ
オメガ6：固まりやすくする。血栓ができやすくなる。
オメガ3：固まりにくくする。血液がサラサラ流れやすくなる。
リンパ球の働き方
オメガ6：激しく働く。アレルギー反応も出やすくなる。
オメガ3：落ち着いて穏やかに働く。アレルギー反応は出にくい。
痛みの感じ方
オメガ6：痛みを強く感じやすくなる。
オメガ3：いい意味で、痛みに少し鈍感になる。

　オメガ6から作られるアクセル役のプロスタグランジンが増えると、血栓症、アレルギー、慢性痛などのトラブルが起きやすくなるということです。そのため、アラキドン酸からプロスタグランジンへの変換を担当している酵素の阻害剤が薬品として広く使われています。

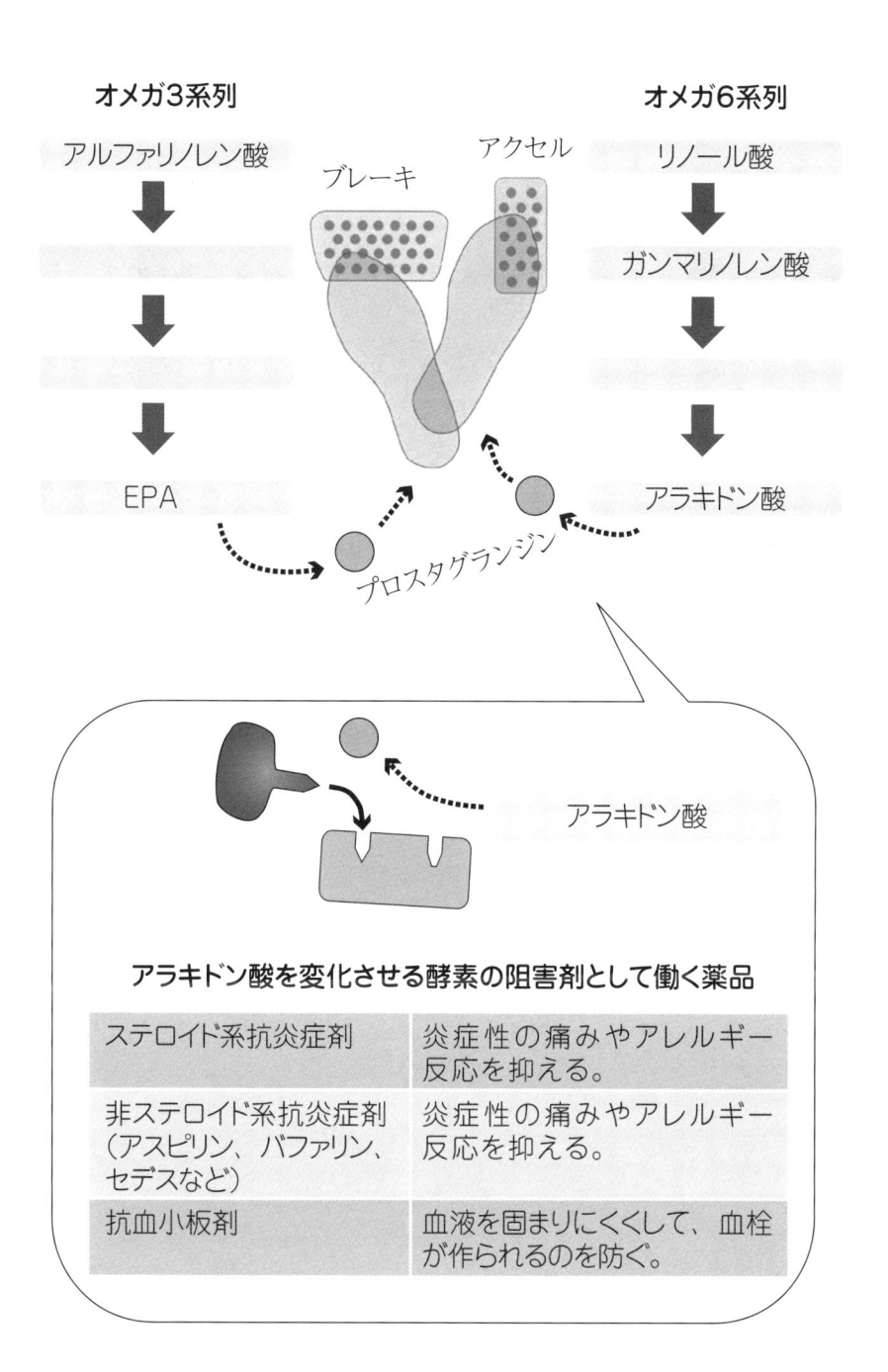

オメガ3系列		オメガ6系列
アルファリノレン酸		リノール酸
↓		↓
↓		ガンマリノレン酸
↓		↓
↓		↓
EPA		アラキドン酸

ブレーキ　アクセル

プロスタグランジン

アラキドン酸

アラキドン酸を変化させる酵素の阻害剤として働く薬品

ステロイド系抗炎症剤	炎症性の痛みやアレルギー反応を抑える。
非ステロイド系抗炎症剤（アスピリン、バファリン、セデスなど）	炎症性の痛みやアレルギー反応を抑える。
抗血小板剤	血液を固まりにくくして、血栓が作られるのを防ぐ。

サプリを摂る前にオメガ６を減らす

　オメガ３とオメガ６をバランスよく摂取していれば、からだの中の細胞も状況に合わせてアクセルとブレーキを上手に踏み分けられるはずです。オメガ３とオメガ６の摂取比が重要視されているのはこのためです。

　現在利用されている薬品の半数以上が、何らかのかたちでプロスタグランジンの生成に作用しているとも言われています。同じタイプの薬品がこれだけたくさんの人々に必要とされる背景には何があるのでしょう。プロスタグランジンを作る直接の材料はオメガ３とオメガ６ですから、この２つの脂肪酸の摂り方に問題がないかは、まっ先にチェックするべきです。

　オメガ３を豊富に含む食材は限られているので、食事から十分に摂れないなら、サプリメントも利用する価値があります。

　ただ、あくまで重要なのはオメガ３の摂取を増やすことではなく、オメガ３と６のバランスを良くすることです。

　高リノール酸油を使っているなら、オレイン酸やアルファリノレン酸の多い植物油に変えたり、植物油全体の使用を減らしたり。インスタント食品やレトルト食品の利用を減らしたり。できるだけオメガ６を減らした上で、必要ならサプリメントを追加してください。

食事を変えずにサプリ。これはダメ!

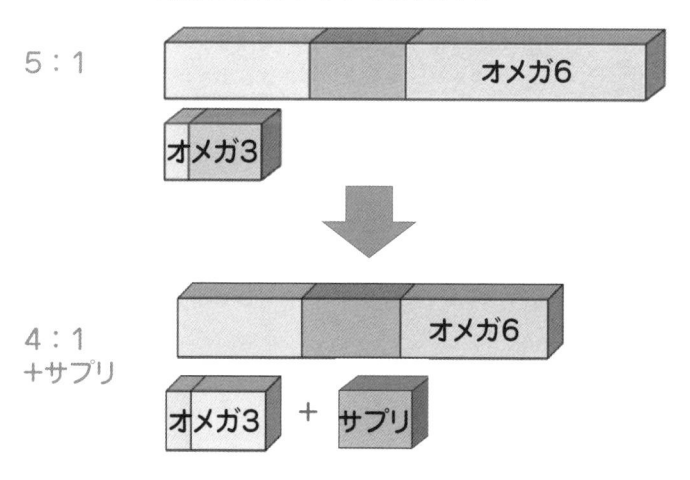

まず、できるだけオメガ6を減らしま
しょう。その上でサプリを使った方が
効果も期待しやすくなります。

リン脂質の特徴

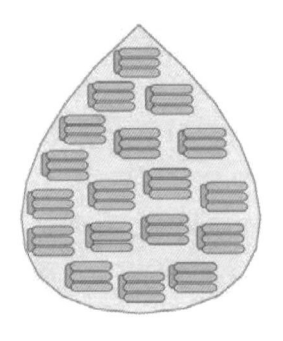

「食品やヒトのからだに含まれる脂質の90％以上は中性脂肪」とお話ししました。そうすると、10％くらいは、中性脂肪ではない脂質があるわけですね。

その量的にはマイナーな脂質のメンバーの中で、特に重要な存在がリン脂質とコレステロールです。

中性脂肪

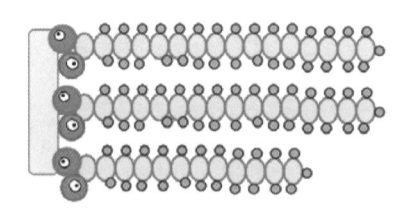

中性脂肪は脂肪酸の3本パック。

リン脂質

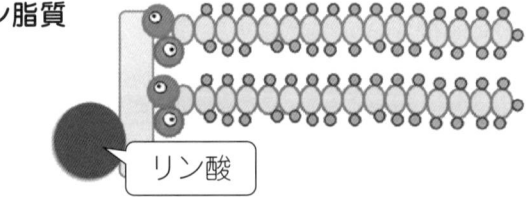

リン酸

リン脂質には、リン酸が入っています。

レシチン

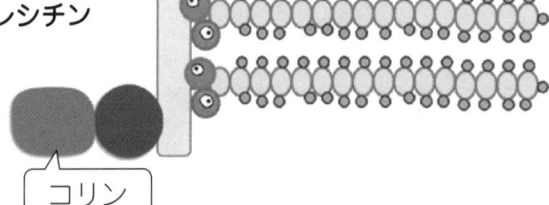

コリン

代表的なリン脂質はレシチン。こんな分子構造をしています。

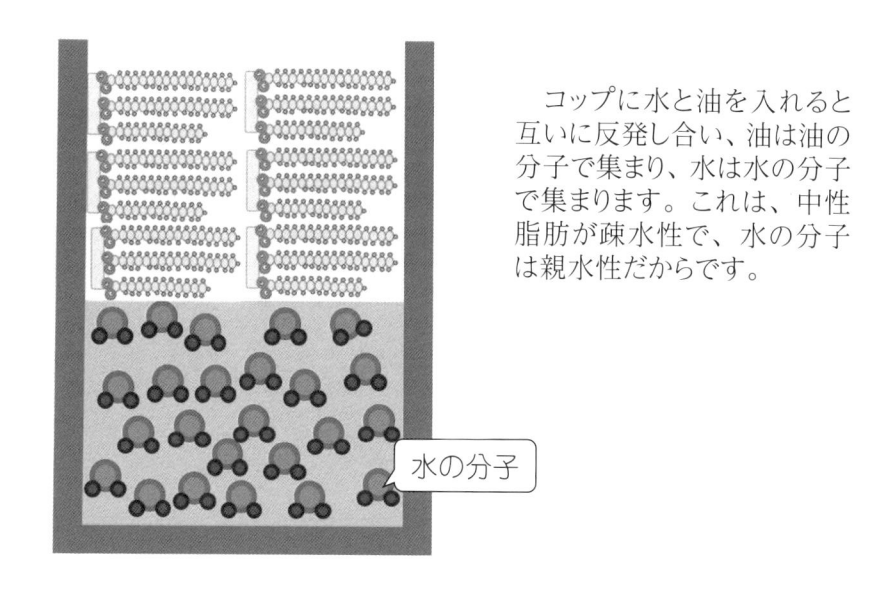

コップに水と油を入れると互いに反発し合い、油は油の分子で集まり、水は水の分子で集まります。これは、中性脂肪が疎水性で、水の分子は親水性だからです。

水の分子

リン脂質には、油的な性格のパーツ（脂肪酸）と水的な性格のパーツ（リン酸）が含まれていて、水と油両方となじむ性質があります。

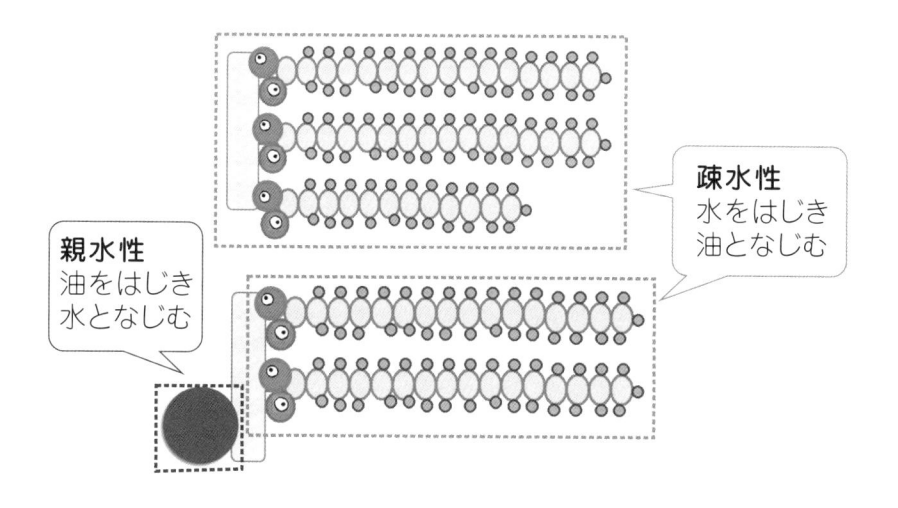

疎水性
水をはじき
油となじむ

親水性
油をはじき
水となじむ

ステロイドも脂質グループの一員

　ステロイドは、「ステロイド環」と呼ばれるかたちを持つ分子のグループ。脂肪酸とは姿かたちが違いますが、脂質の仲間です。細長いイモムシ型ではなく、ダンゴムシのような丸っこい体形をしています。

　ストロイドの中には、「ステロール」というサブグループがあります。ここに含まれるのは、ステロイド環に「OH」が結合したかたちの分子たち。一番有名なステロールは、「コレステロール」です。

　コレステロールは動物性食品にしか含まれていませんが、体内で作ることができます。

　右図にはからだの中で重要な働きをするステロイドの仲間をまとめてありますが、これらすべてを作る材料としてコレステロールが必要になります。ステロイド全体の中でも、コレステロールは特に重要な存在なのです。

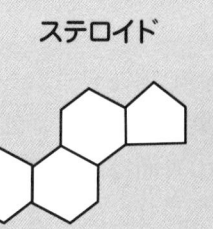

ステロイド

ステロイドとは、ステロイド環と呼ばれるリング構造を持つ分子の総称（狭義では、副腎皮質ホルモン剤を指す）

ステロール

HO—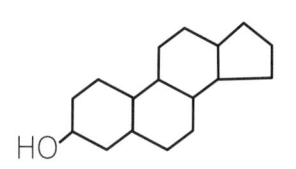

ステロールとは、↑のような分子構造を持つ分子の総称

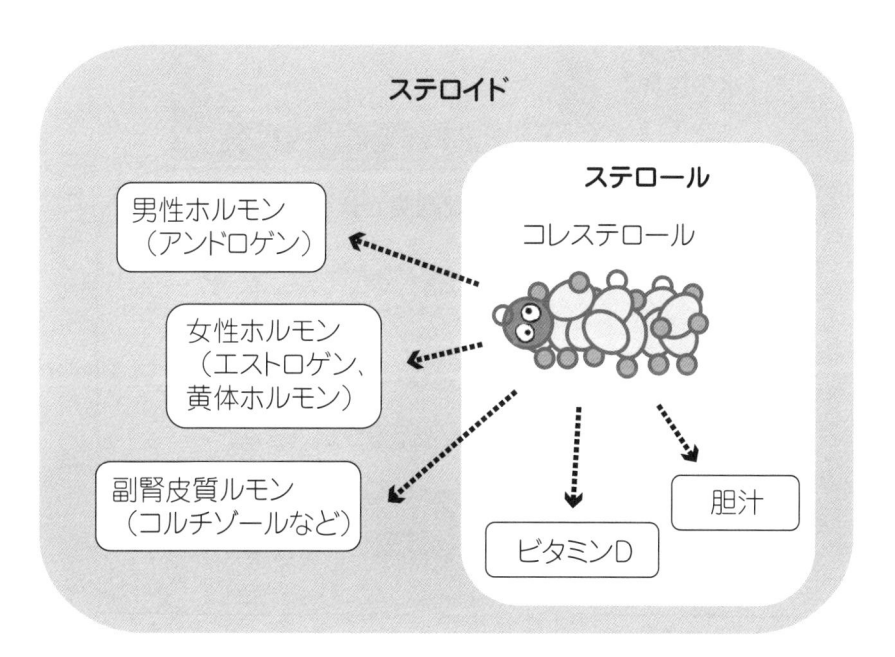

ステロイド

ステロール

コレステロール

男性ホルモン（アンドロゲン）

女性ホルモン（エストロゲン、黄体ホルモン）

副腎皮質ルモン（コルチゾールなど）

ビタミンD

胆汁

細胞膜はリン脂質でできている

　細胞膜は、水とも油ともなじむリン脂質の特性を生かして作られています。リン脂質の中の脂肪酸同士で集まることで、細胞の内側と外側を分ける油性の膜ができます。膜の表面は水と接することになりますが、この表面全体が「水となじむ」リン酸によってカバーされています。

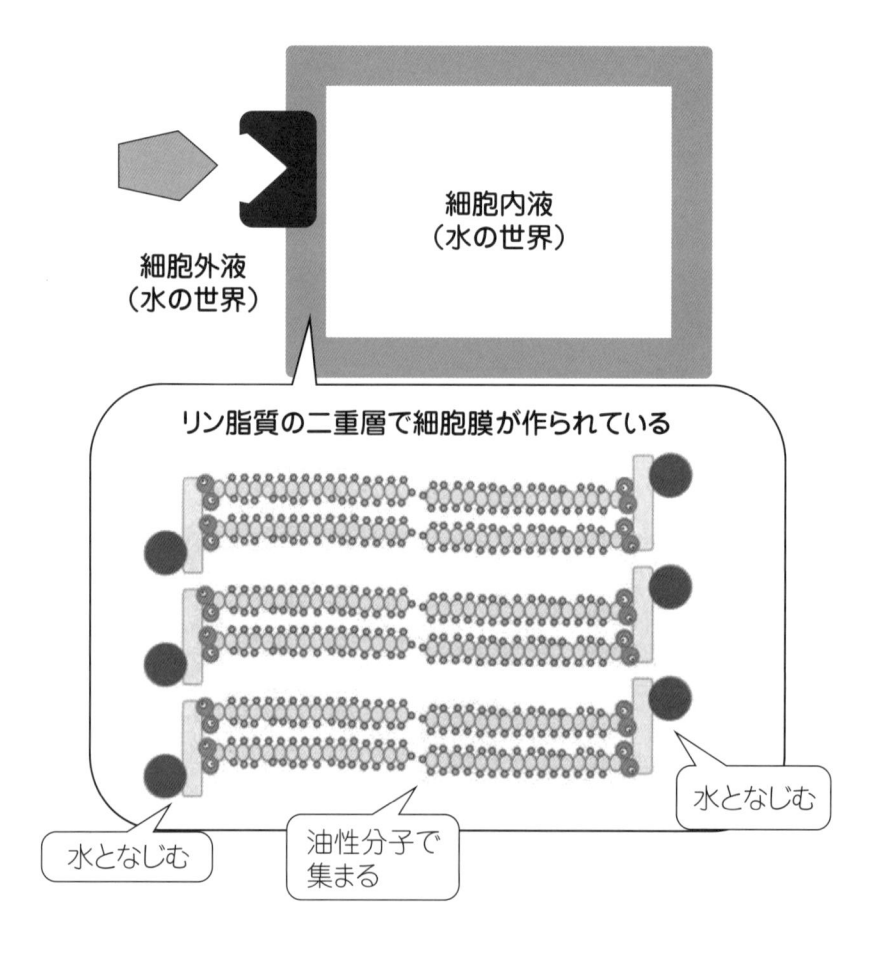

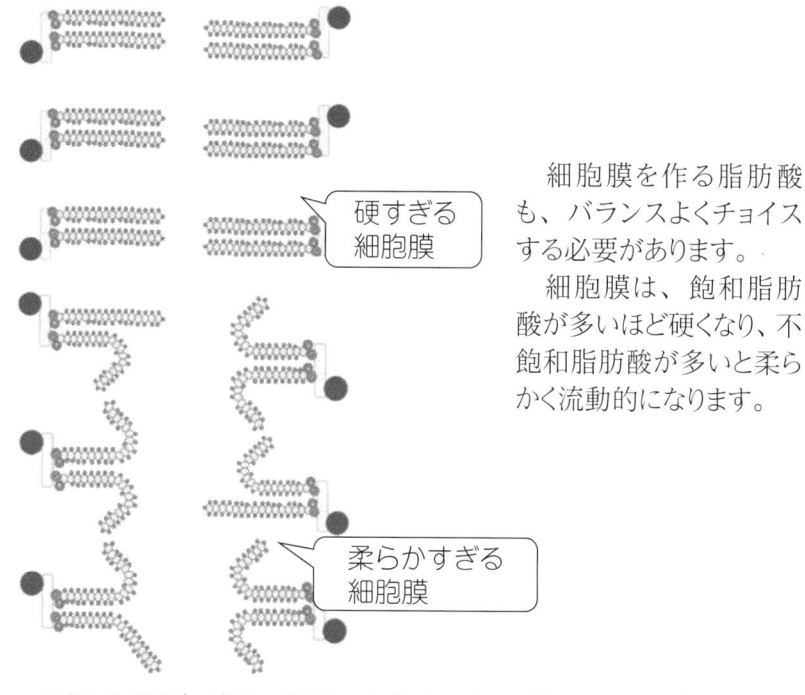

細胞膜を作る脂肪酸も、バランスよくチョイスする必要があります。

細胞膜は、飽和脂肪酸が多いほど硬くなり、不飽和脂肪酸が多いと柔らかく流動的になります。

> 硬すぎる細胞膜

> 柔らかすぎる細胞膜

こうした硬さ加減は、分子の密着度によって決まります。身近な例では、水の分子がすきまなくぴったり密着すると固まって氷になり、分子同士が離れてスペースが空くと、水になります。まっすぐなイモムシばかりだと密着して硬くなり、曲がったイモムシばかりだと隣のイモムシとの空間が空いて、液体っぽくなるのです。

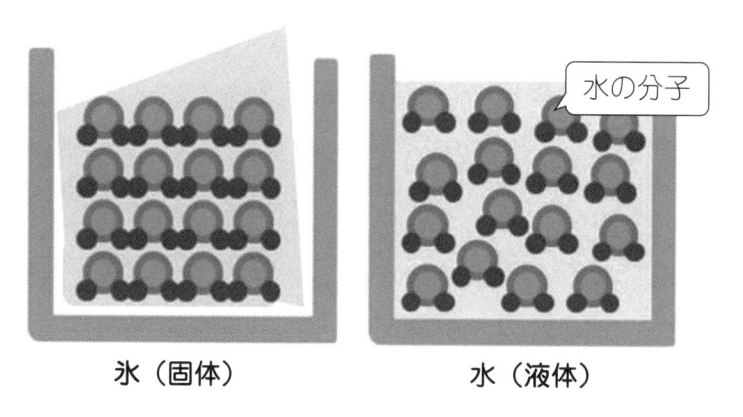

水の分子

氷（固体）　　　　　水（液体）

細胞膜の構成要素

　細胞膜はただ硬く頑丈なだけではダメで、ゼリーのようにプヨプヨした流動性が必要です。飽和脂肪酸が多すぎると、弾力が強すぎるグミのようになり、不飽和脂肪酸が多すぎると、水を入れすぎたゼリーのように崩れやすくなります。

　細胞膜には、受容体や酵素などのタンパク質が埋め込まれています。こうしたタンパク質が自由に活動するためにも、細胞膜には適度な流動性が求められています。

　受容体は、ホルモンなどを受け止める時に、パクッとくわえるようにかたちをすぼめます。細胞膜がカチカチに硬い状態だと、この微調整がうまくいかず、受容体の感度が悪くなってしまいます。

　酵素も、化学反応を仲立ちする時にゴソゴソとからだを動かします。硬すぎる細胞膜では酵素の動きが制限されるため、化学反応の進行ペースが落ちてしまうのです。

　コレステロールも、細胞膜の硬さの調整に役立ちます。飽和脂肪酸が多くて、密着している場所では、コレステロールがあいだに入ることでスペースを広げてくれます。

　逆に不飽和脂肪酸が多くて空間が空きすぎていれば、コレステロールはすきまを埋めるために使われます。

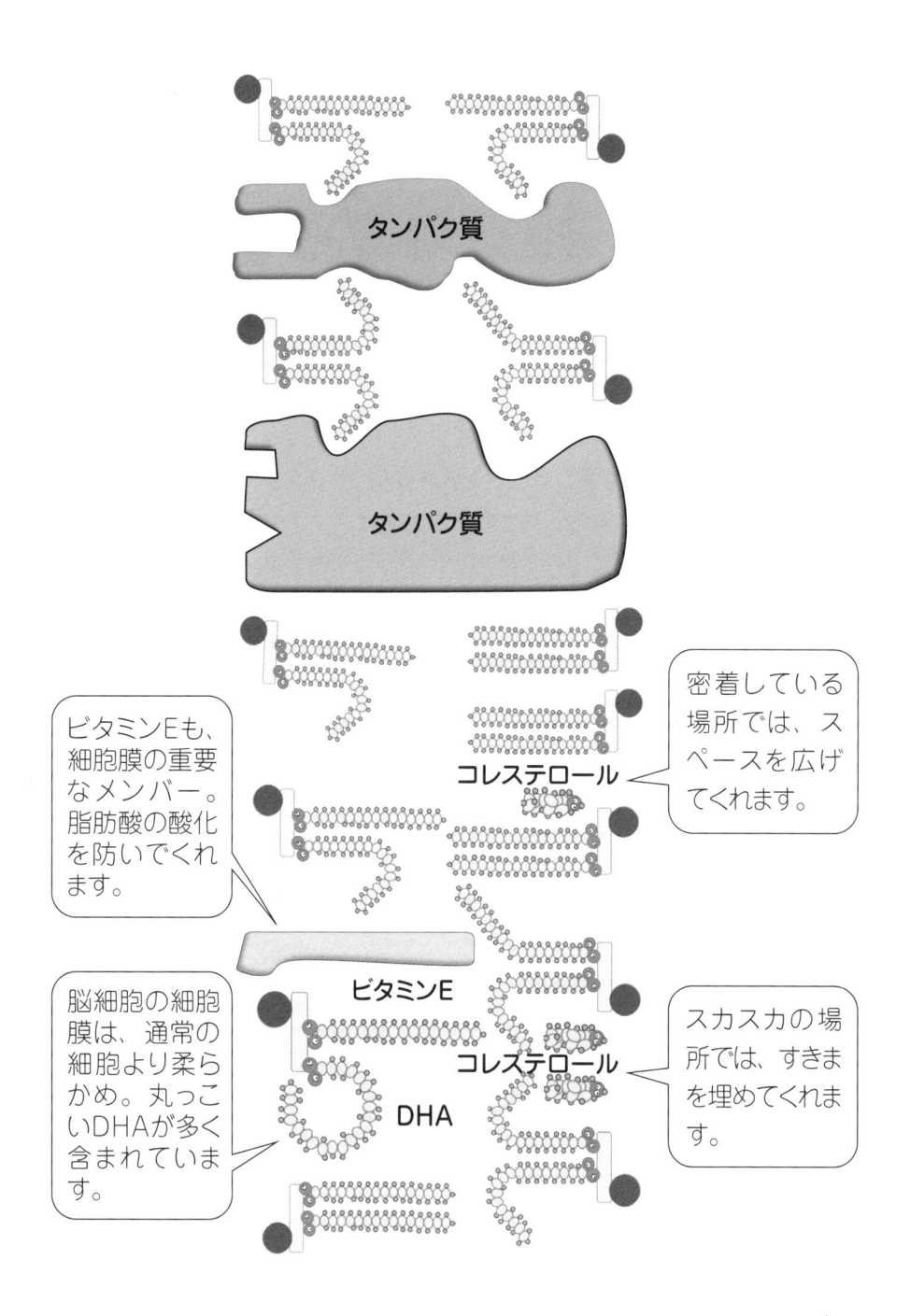

トランス脂肪酸の分子構造

　マーガリンやショートニングなどに多く含まれるトランス脂肪酸。米国のスターバックスはトランス脂肪酸を含む一切の商品の使用をやめると宣言し、米国マクドナルドはポテトを揚げる油をトランス脂肪酸が含まれていないタイプに切り替えました。欧米ではトランス脂肪酸への規制が官民ともに拡大しています。

> **トランス脂肪酸とは**
> 「トランス型の炭素二重結合を1つ以上持つ不飽和脂肪酸」

　炭素の二重結合には、2つのかたちがあります。二重結合部にある水素が、同じサイドに揃っているのがシス型。互い違いに位置しているのがトランス型です。
　自然界には、トランス脂肪酸はほとんど存在しません（例外的に、牛や羊の脂質には微量ですがトランス脂肪酸が含まれています）。

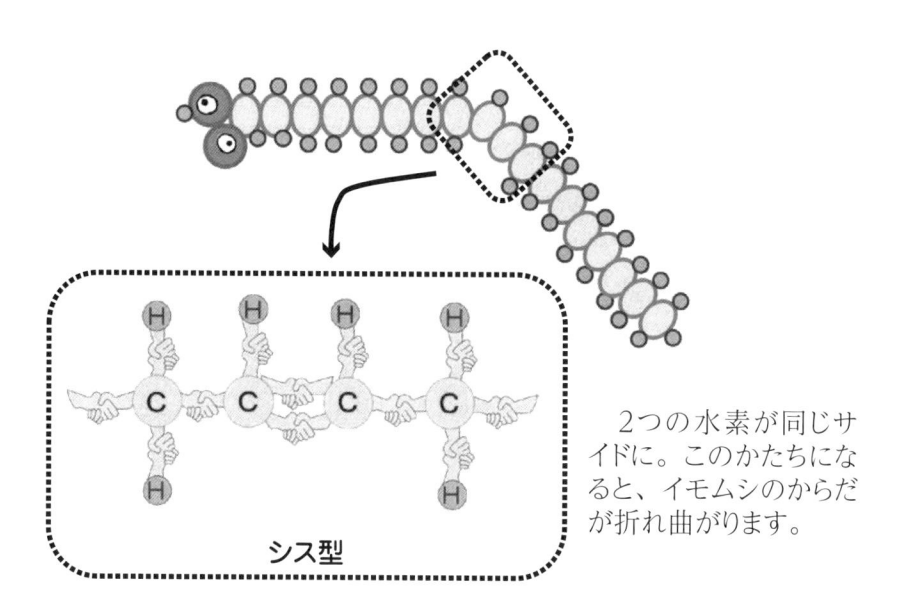

　2つの水素が同じサイドに。このかたちになると、イモムシのからだが折れ曲がります。

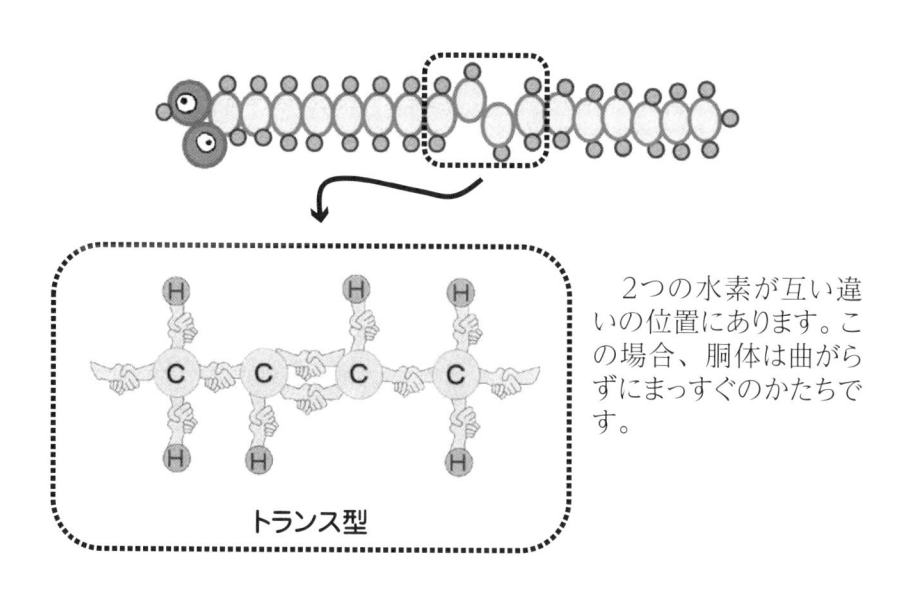

　2つの水素が互い違いの位置にあります。この場合、胴体は曲がらずにまっすぐのかたちです。

常温でバターが固体に、コーン油が液体になるわけ

トランス脂肪酸はマーガリンを製造する過程で作られます。まず、バターとマーガリンの違いを確認しておきましょう。

バターは常温で固体。マーガリンの原料となるのはコーン油、大豆油、紅花油などですが、こうした植物油は常温で液体ですね。なぜバターは固体になり、植物油が液体になるかは、それぞれの脂肪酸構成で説明できます。

バターは、飽和脂肪酸が約7割を占めていますから、隣り合った脂肪酸同士が密着しやすく、固体になります。植物油にはリノール酸などが多く、隣の分子とのあいだにゆったりしたスペースが作られるため、常温で液体になります。

植物油は「水素化」させることによって、脂肪酸の炭素二重結合の数を減らし、かたまりやすくできます。イモムシの折れ曲がりを減らし、まっすぐのイモムシを増やすのが水素化です。ただ、この加工プロセスで、トランス脂肪酸が作られやすいのです。

> **不飽和脂肪酸の水素化とは**
> 「不飽和脂肪酸の二重結合部に水素を付加する食用油脂加工技術。その結果、油脂融点が上がり、流動性が低下する（もともと液体だったものが、やわらかい固体になる）」

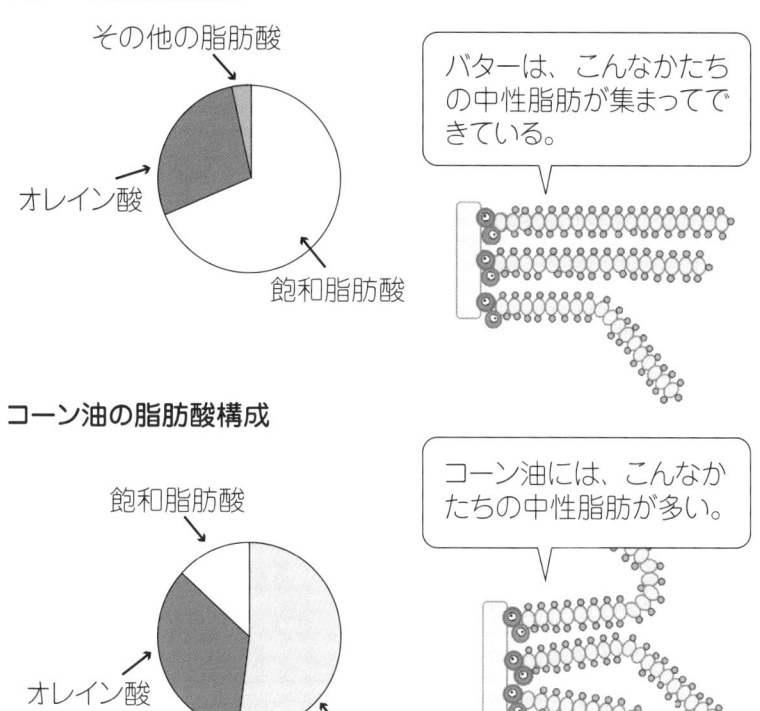

バターの脂肪酸構成

- その他の脂肪酸
- オレイン酸
- 飽和脂肪酸

バターは、こんなかたちの中性脂肪が集まってできている。

コーン油の脂肪酸構成

- 飽和脂肪酸
- オレイン酸
- リノール酸

コーン油には、こんなかたちの中性脂肪が多い。

そもそも水素化は何のために行われるのでしょうか?

安上がりだから 植物油を原料にしたマーガリンの方が、バターよりも原価が安くすみます。

劣化しにくいから 炭素二重結合を減らすことで、酸化されにくくなり、賞味期限や日持ちが延びます。

食感が好まれる 水素添加の度合いを調整することで、消費者の好みにピタリと合わせた油脂を作れます。それによって、ふんわり柔らかなパンや、カラっと揚がった揚げ物や、サクサクのパイ生地が作りやすくなります。

トランス脂肪酸はこうして作られる

　水素化のプロセスで、なぜトランス脂肪酸が生まれるのでしょうか。

　炭素の二重結合をシングルの結合に変えていく加工過程では、いくつもの化学反応が連続して起こります。その途中では、「不飽和のかたち」でも「飽和のかたち」でもない、「中間代謝産物」が作られます。

　植物油の脂肪酸に含まれる炭素二重結合を全部なくしてしまうと、カチカチに硬すぎるマーガリンになりますから、ちょうどいい柔らかさの頃合いで、水素化をストップさせることになります。

　いきなりストップがかけられた時、水素処理されていた脂肪酸の中には、中間代謝産物もたくさん含まれています。彼らはとても不安定なので、そのかたちのまま残ることはできません。

　一部は反応を進めて飽和のかたちになりますし、一部は二重結合に戻ります。実は、ここに問題があります。二重結合に逆戻りする時に、もともとの「シス型」だけでなく、「トランス型」も一定の確率で作られてしまうのです。

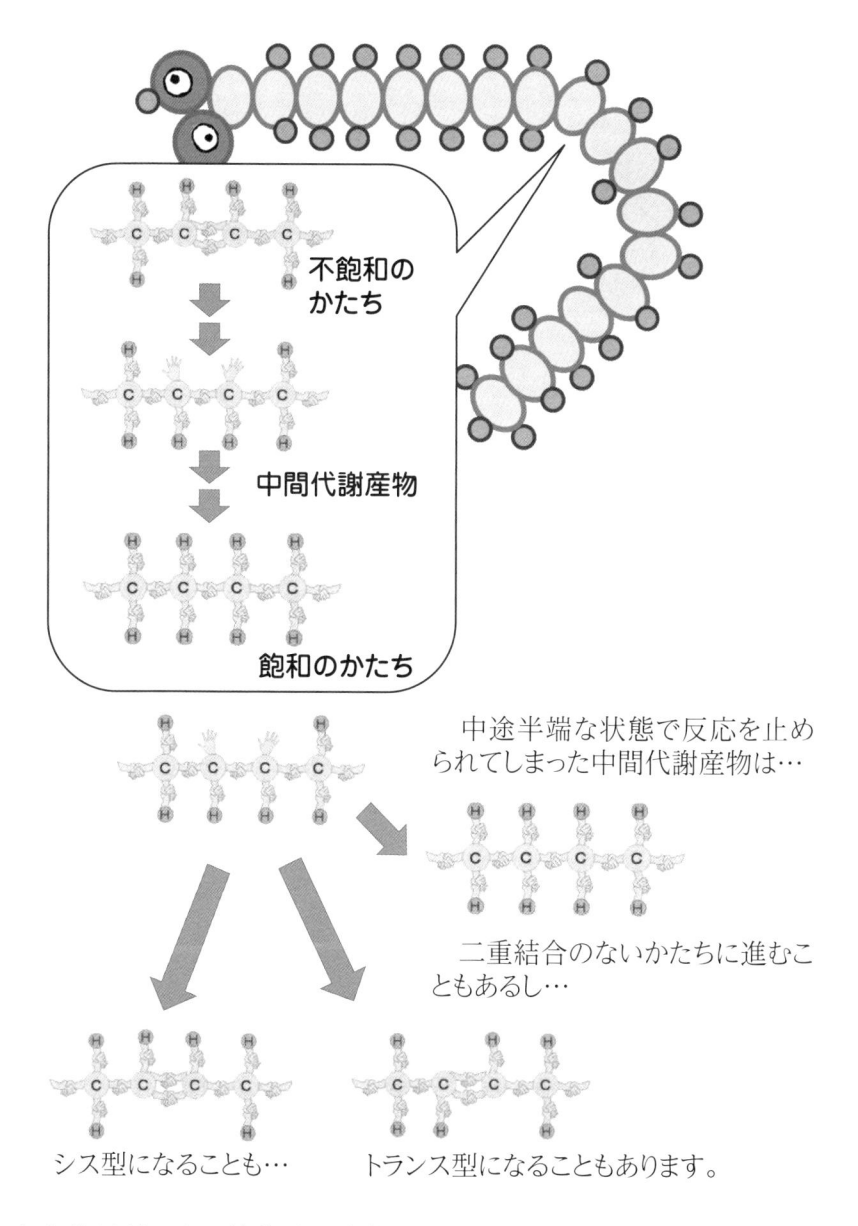

不飽和の
かたち

中間代謝産物

飽和のかたち

中途半端な状態で反応を止められてしまった中間代謝産物は…

二重結合のないかたちに進むこともあるし…

シス型になることも…　　　トランス型になることもあります。

水素化以外にも、植物油に高熱を加えて脱臭する製造工程の中で、トランス脂肪酸が作られます。

トランス脂肪酸は、細胞パズルのピースにならない

「日本人は欧米人と比べてトランス脂肪酸の摂取量が少ない。日本人の摂取平均は、危険なレベルに達していない」という理由で、日本ではトランス脂肪酸の規制が進んでいません。

欧米での規制が進展するきっかけになったのは、2003 年にWHOから出された勧告でした。「トランス脂肪酸は心疾患のリスク増加と強い関連が認められるため、摂取総カロリーの 1％未満に抑えるべき」というものです。

日本で行われた複数の調査からは、トランス脂肪酸摂取量は総カロリーの 0.3 ～ 0.8％くらいというデータが出されています。こうしたことから、食品安全委員会では、「通常の食生活では健康への影響は小さいと考えられる」と結論しています。

ただ、あくまで平均値が要注意ラインを下回っているというだけなので、トランス脂肪酸を摂りすぎている人もいるはずです。若い年齢層では男女を問わず、トランス脂肪酸摂取量が増加している傾向も認められています。

一つハッキリしているのは、トランス脂肪酸は害になることはあっても、益にはならないということです。

たとえば、飽和脂肪酸やコレステロールは悪玉扱いされることもありますが、害になるのは摂りすぎたケースに限られます。栄養素には、からだの中でそれぞれの居場所があり、役割があります。どの栄養素も、からだにとって欠かせない存在なのです。

栄養素ではない不自然な物質（トランス脂肪酸や合成添加物など）は、もともとからだの中に居場所も役割もありません。からだにとっては必要なピースではなく、邪魔になるだけの存在です。その摂取量は、少なければ少ないほどいいはずです。

栄養素には、それぞれに居場所と役割があります。

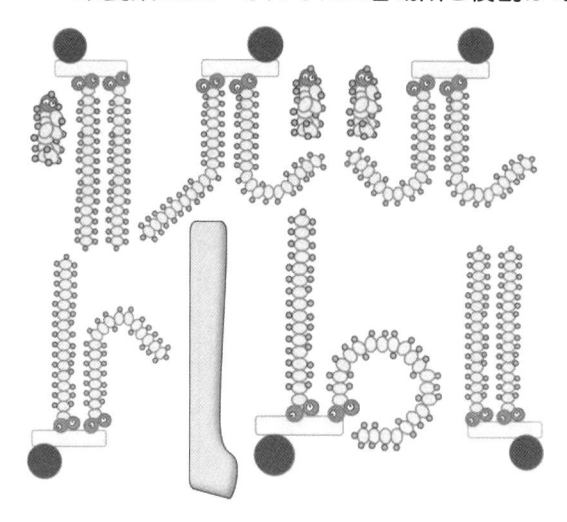

飽和脂肪酸もコレステロールも欠かせないメンバーです。

トランス脂肪酸は、細胞を組み立てるピースにはなりません。

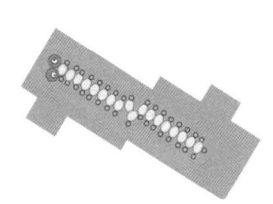

トランス脂肪酸はストレートな体形で飽和脂肪酸と似ていますが、細胞からは「素性の知れない分子」と認識されて、うまく活用できません。細胞膜にたくさん取り込まれると、細胞膜の機能を妨げる可能性があります。

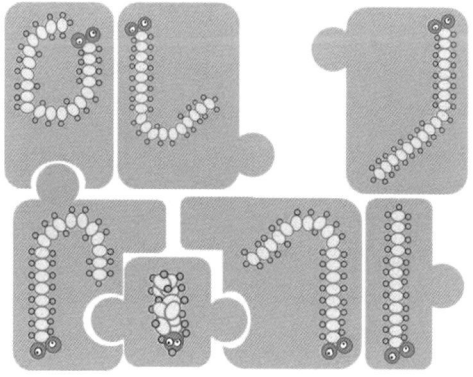

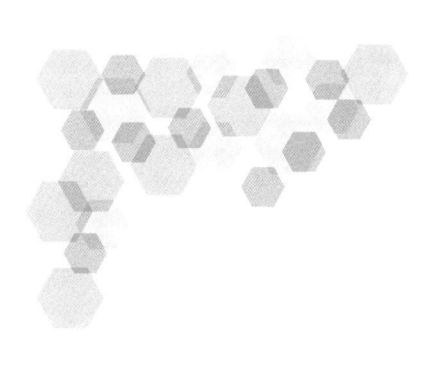

第4章

ビタミンの抗酸化作用

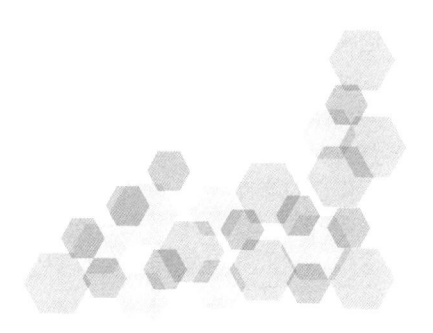

抗酸化栄養素と活性酸素

　ビタミンに関しては、抗酸化作用に絞ってお話ししましょう。抗酸化作用とは、「酸化を防ぐ働き」ですね。

　からだの中で発生する化学反応は、ほとんどすべてが酵素によってコントロールされています。例外的に、酵素がなくても起こる反応の一つが、「活性酸素による酸化反応」です。

　普通の人は、無重力ルームの中でいくらがんばっても、キスできません。いつまで待っても終わらないので、ソファをあてがう必要があります。

　でも、活性酸素はできちゃうんです。ソファなしで、バンバンできちゃうんです！

　通常は、化学反応が過剰に起こって困る場合、担当する酵素を減らすことでコントロールします。活性酸素の酸化反応は、酵素なしで勝手に進んでいるので、担当酵素を減らす技が使えません。そこで、ビタミンのような抗酸化作用を持つ分子を使って制御することになります。同時に、活性酸素を無害なかたちに変化させる酵素（抗酸化酵素）も働いています。

活性酸素はどこから来るか？

　活性酸素は、タバコの煙、自動車の排気ガス、環境汚染物質などの中に含まれています。太陽光線や電磁波を浴びたり、運動したり、ストレスを感じたり、薬品を摂ったりすることでも、体内で作られます。

　体内でエネルギーを生み出すプロセスでも活性酸素は作られますし、白血球は病原菌を攻撃する時の兵器として活性酸素を利用しています。

活性酸素とは

　原子には、お互いに結合し合う性質があります。他の原子と結合している時は落ち着き、結合できないと相手が欲しくてたまらず、不安定な状態になります。

　原子には、「握手する相手を求めている手」があるのだと考えてください。その手の数は、原子ごとに決まっています。炭素なら4本、酸素は2本、水素は1本です。

　握手する相手のいない原子はみな、お相手を欲しがるわけですが、その欲しがる力は原子によって異なります。特に欲求が強いのが、活性酸素と呼ばれるかたちをした酸素。その中でも一番強いのが、ヒドロキシラジカルと呼ばれるタイプです。

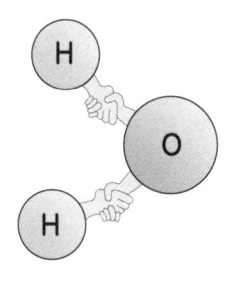

水の分子

　すべての手に握手するお相手がいるので、安定した状態です。

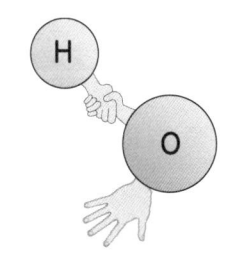

ヒドロキシラジカル

　かたちとしては、水分子から水素が1つ外れただけ。それだけで、手をつなぐお相手を強引に奪いとる危険分子になってしまいます。

酸化するのは、炭素二重結合の部分

　ヒドロキシラジカルは「手をつなぐ相手をむりやり奪いとる、最高に強引な分子」です。その標的となってしまうのが、多価不飽和脂肪酸。炭素の二重結合が2つ以上ある脂肪酸です。

　ヒドロキシラジカルと反応するのは炭素二重結合の部分ですので、飽和脂肪酸は酸化しません。二重結合の多い脂肪酸ほど酸化しやすくなります。

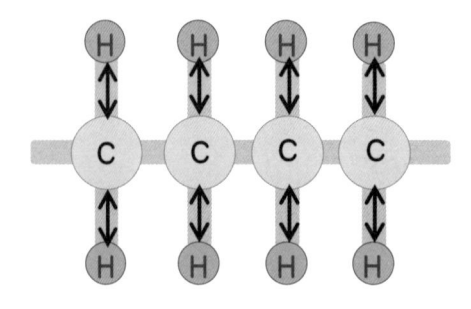

飽和脂肪酸の胴体の一部。どの水素も同じ強さで炭素に引き寄せられています。

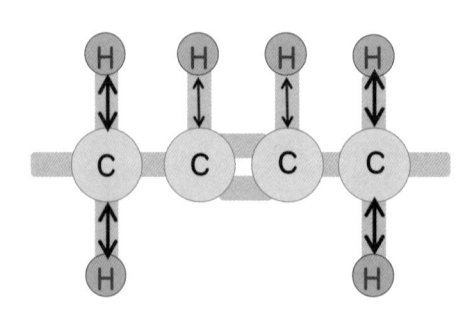

炭素二重結合の部分はかたちがいびつなので、水素の引き寄せが若干弱め。そのスキを活性酸素に狙われてしまうのです。

高温になると酸化が進みやすいので、二重結合の少ない油脂の方が加熱調理に適しています。

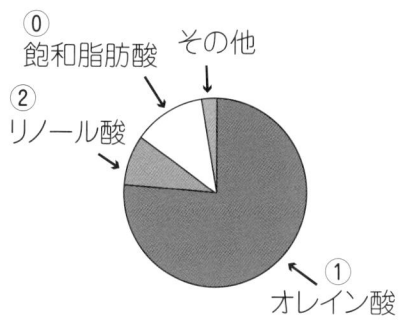

オリーブ油
　オレイン酸（二重結合1）は酸化しにくい脂肪酸なので、オリーブ油のような高オレイン酸油は加熱調理に適しています。

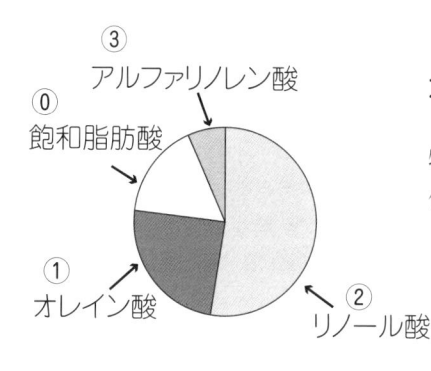

大豆油
　リノール酸（二重結合2）が多い植物油は、高オレイン酸油と比べて酸化しやすくなります。

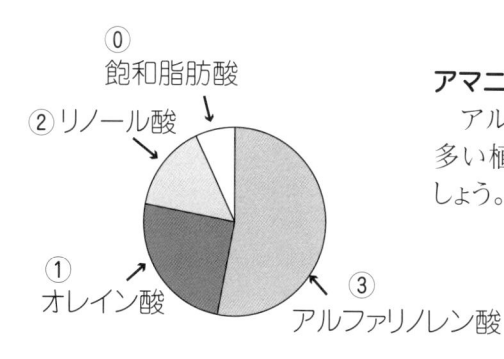

アマニ油
　アルファリノレン酸（二重結合3）が多い植物油は、加熱せずに使いましょう。

活性酸素によって過酸化脂質が作られる

　活性酸素の標的となる多価不飽和脂肪酸が集中しているのが、細胞膜。細胞膜は、体内でももっとも活性酸素の被害を受けやすい場所の一つです。

①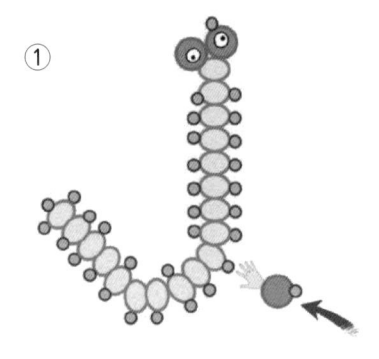

　どうしても握手するお相手が欲しいヒドロキシラジカルが、細胞膜にいる不飽和脂肪酸に狙いを定めました。

②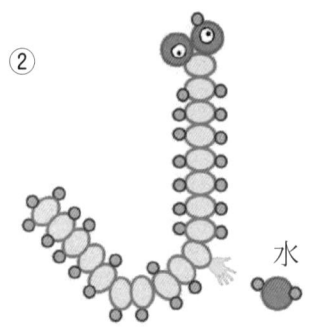

水

　水素を奪った活性酸素は水の分子になって落ち着きます。
　一方、水素を奪われた脂肪酸は、握手する相手が欲しくてたまらない状態に。

③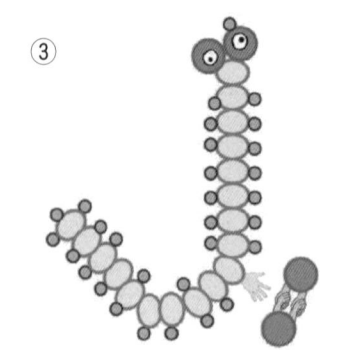

　たいていの場合、すぐ近くにいて簡単に調達できるのは酸素分子です。
　酸素分子は、空いた手はありませんが、比較的反応しやすい性質があります。

④

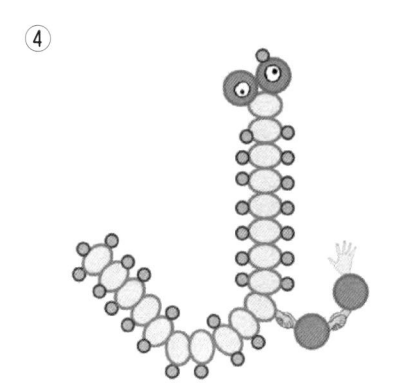

酸素の手をむりやり奪って握手したものの、相手のいない手がまた1つできました。

しかも、先ほどよりさらに反応性が高まっています。

⑤

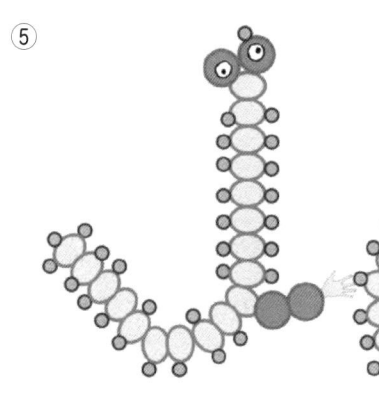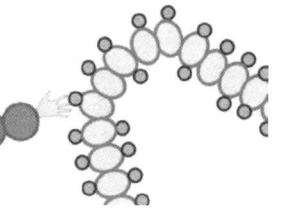

「相手が欲しい！　今すぐ欲しい！もう、誰でもいい！」最高に危ない状態です。我慢できず、お隣にいる脂肪酸の水素に手を出してしまいます。

⑥

過酸化脂質

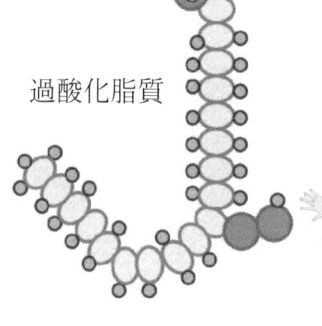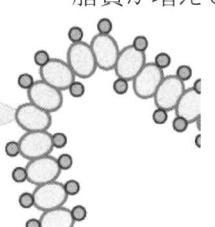

水素を奪い取った脂肪酸は、「過酸化脂質」になります。奪い取られた脂肪酸は②の状態に。そこから⑥まで進んで、隣にいた脂肪酸がまた②の状態に。こうして次々に過酸化脂質が増えていきます。

過酸化の被害は山火事のように拡大...

　一つの活性酸素によって過酸化脂質が作られ続ける流れを、別の
アングル（？）から見てみましょう。

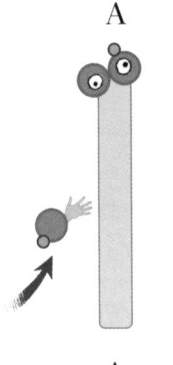

　このイラストの脂肪酸Aはまっす
ぐなかたちですが、多価不飽和脂
肪酸だと思ってください。そこへ、
どうしてもお相手が欲しいヒドロキ
シラジカルがやってきました。

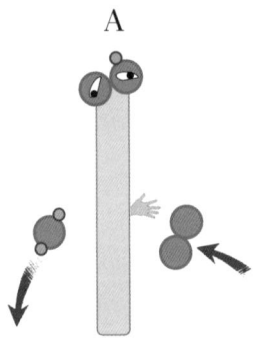

　水素を1つ奪われてしまった脂
肪酸A。握手する相手をつかまえ
ないと落ち着きません。手近なとこ
ろで、酸素分子をつかまえます。

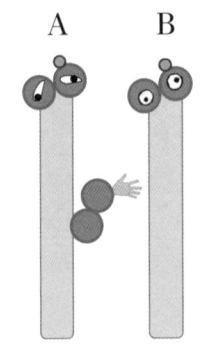

　酸素の手を握ってみたら、ますま
す露骨に相手が欲しくなってしまい
ました。悪いと知りつつ、お隣の脂
肪酸Bから水素を1つ失敬します。

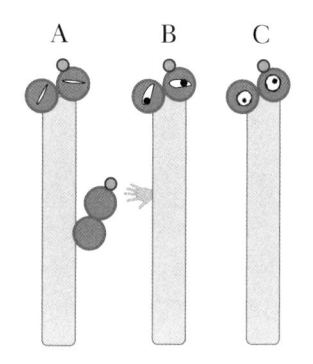

その結果、脂肪酸Aは過酸化脂質に。脂肪酸Bにはお相手のいない手が1つできてしまいます。

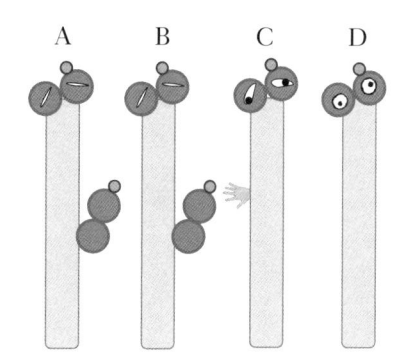

脂肪酸Bはむりやり相手を奪い取り、最終的に過酸化脂質へ。今度は、脂肪酸Cにお相手のいない手ができます。

こうして、たった一つのヒドロキシラジカルのせいで、脂肪酸の過酸化が、山火事のように広がっていきます...

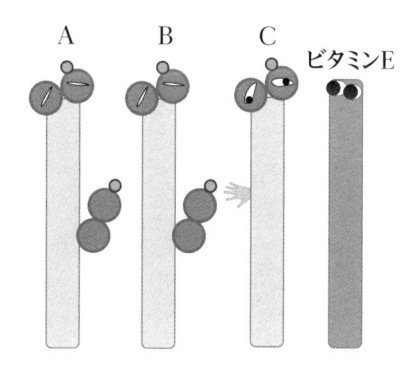

と言いたいところですが、実際には、生体内で山火事は広がりません。脂肪酸の過酸化をストップさせるために、抗酸化作用のあるビタミンEが細胞膜に配置されているからです。

過酸化脂質の問題

　活性酸素と違って、過酸化脂質には握手するお相手を募集中の手はありません。かたちとしては、安定している分子のように見えます。

　でも実際には、ささいなきっかけで分解されやすく、危険な存在です。過酸化脂質は、金属イオンに触れると簡単に分解されてしまい、「マロンジアルデヒド」などの細胞毒性のある化合物が作られる可能性があります。

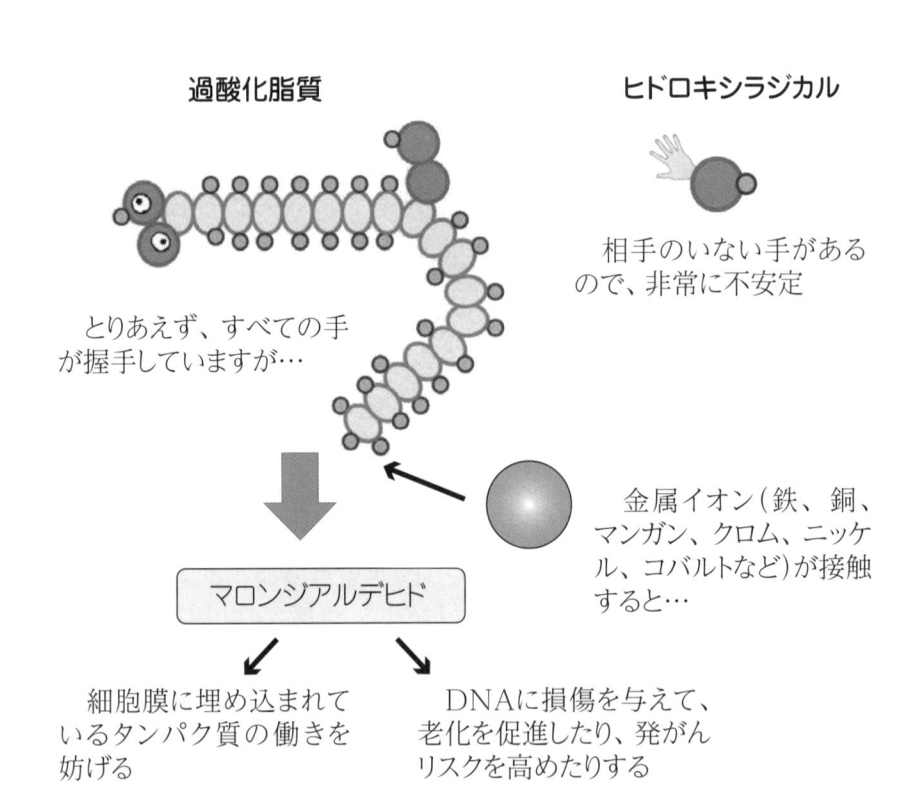

過酸化脂質

とりあえず、すべての手が握手していますが…

ヒドロキシラジカル

相手のいない手があるので、非常に不安定

金属イオン（鉄、銅、マンガン、クロム、ニッケル、コバルトなど）が接触すると…

マロンジアルデヒド

細胞膜に埋め込まれているタンパク質の働きを妨げる

DNAに損傷を与えて、老化を促進したり、発がんリスクを高めたりする

過酸化脂質を細胞膜に放置していると、潜在的な危険分子を抱え込んでいることになります。できれば、除去しておくのが望ましいわけですが、そこで活躍するのが「グルタチオン」。体内で作られる分子で、強力な抗酸化作用と解毒作用があります。

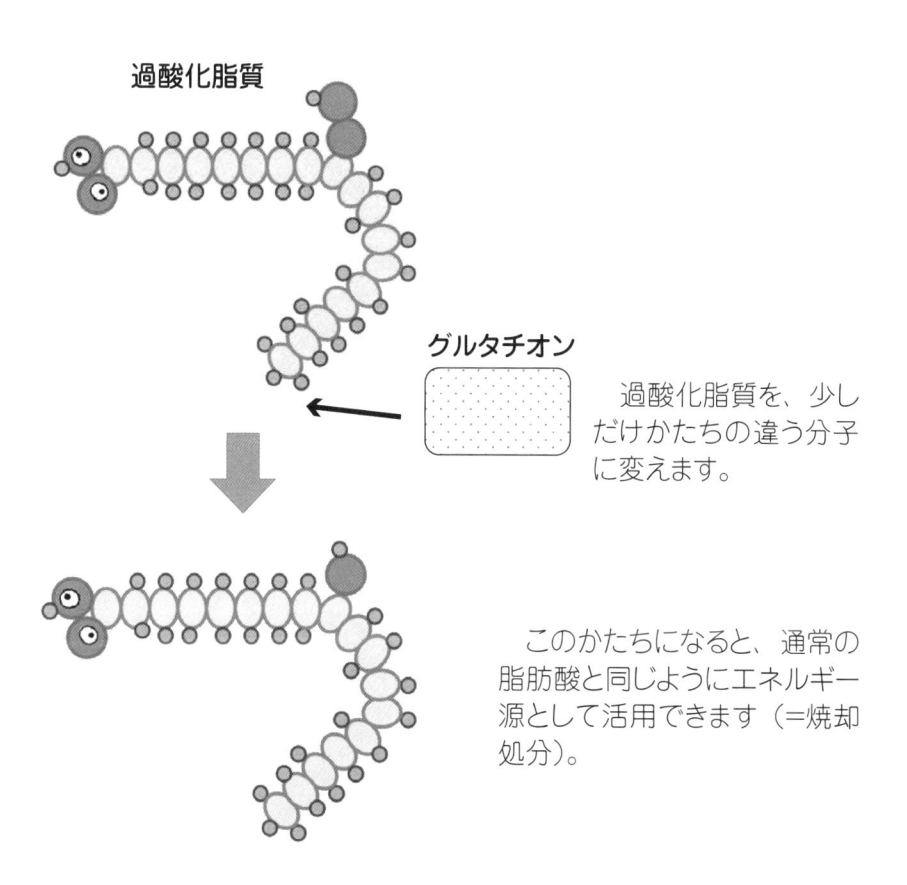

過酸化脂質

グルタチオン

　過酸化脂質を、少しだけかたちの違う分子に変えます。

　このかたちになると、通常の脂肪酸と同じようにエネルギー源として活用できます（＝焼却処分）。

抗酸化ビタミンの連携プレー

　ビタミンEがどのように抗酸化作用を発揮しているのか、見てみましょう。

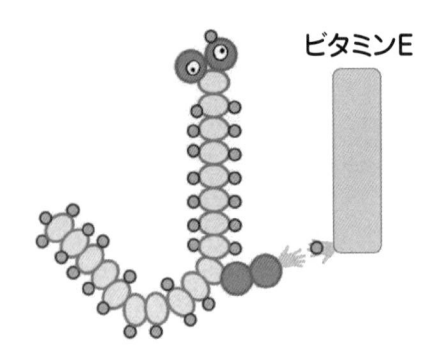

　やり方はとってもシンプル。
　握手する相手が見つからなくてあせりまくっている脂肪酸に向かって、「これ、あげる」と水素原子を1つ差し出すだけです。

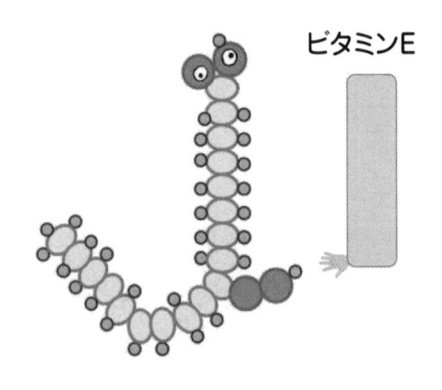

　その結果、お隣の脂肪酸から水素を強奪し続ける無限ループが止まります。
　一方、ビタミンEにはお相手のいない手ができてしまいますが、実害はありません。
　ビタミンEは空いた手がある状態でも反応性が低いので、他の分子から強引に水素を奪い取ったりしないからです。

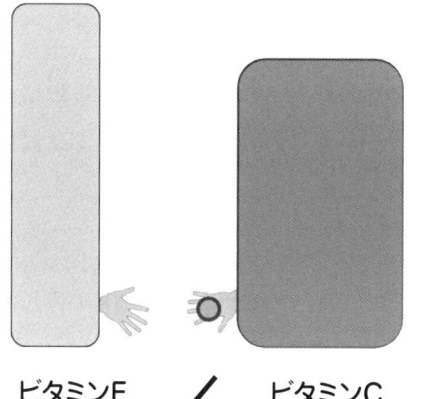

ビタミンE　　　　ビタミンC

ビタミンEが誰かに差し出すことのできる水素は1つだけ。その1つを失うともう働けなくなってしまいます。
　そこに、ビタミンCがやってきて、ビタミンEに水素を分け与えると、ビタミンEは抗酸化物として復活します。

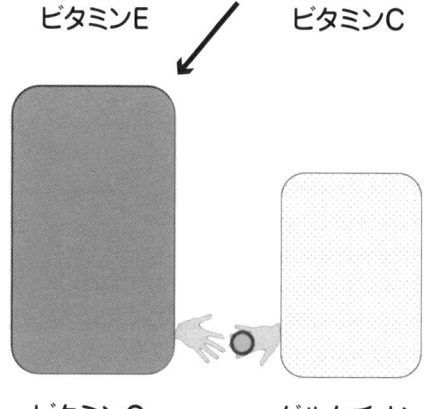

ビタミンC　　　　グルタチオン

水素を渡してしまったビタミンCは働けなくなりますが、グルタチオンから水素原子をもらえると復活します。
　グルタチオンが体内でうまく作られるように管理するには、ビタミンB群のB6、B12、葉酸が必要です。

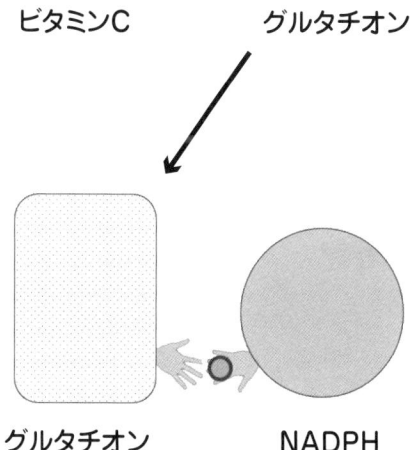

グルタチオン　　　　NADPH

今度はグルタチオンが働けなくなりますが、NADPHから水素をもらうと、こちらも復活。
　NADPHは、ビタミンB群の一種であるナイアシンの活性型です。
　細胞膜を活性酸素から守るには、このように複数のビタミンを取り揃えておく必要があるのです。

多価不飽和脂肪酸とビタミンのバランス

　多価不飽和脂肪酸がヒツジだとすると、それを狙う活性酸素はオオカミ、ヒツジを守るために目を光らせている抗酸化ビタミンは番犬にあたります。この3者のバランスを考えてみましょう。

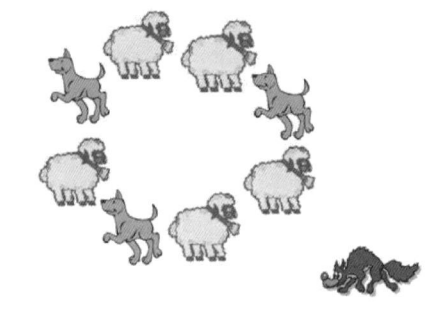

　ヒツジを管理するのに十分な数の番犬が揃っていれば、オオカミが現れても怖くありません。

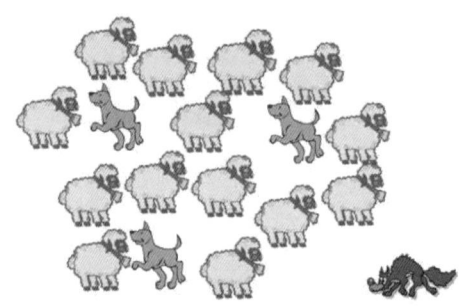

　ヒツジ（多価不飽和脂肪酸）が増えすぎると、余裕がなくなっていきます。

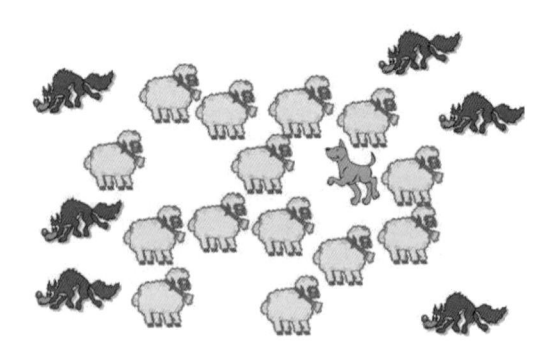

　ヒツジ多すぎ、番犬少なすぎ、オオカミ多すぎ。自分のからだの中では起こってほしくない、おぞましい状況です。

活性酸素の害を抑えるために、抗酸化栄養素の補給を心がけている方は多いと思います。その上に、ヒツジ（多価不飽和脂肪酸）をむやみに増やさないことも、ぜひ意識に加えてください。

　ＥＰＡやＤＨＡなどのサプリメントを利用する際には、抗酸化栄養素のサプリも摂ってバランスを整える必要があります。

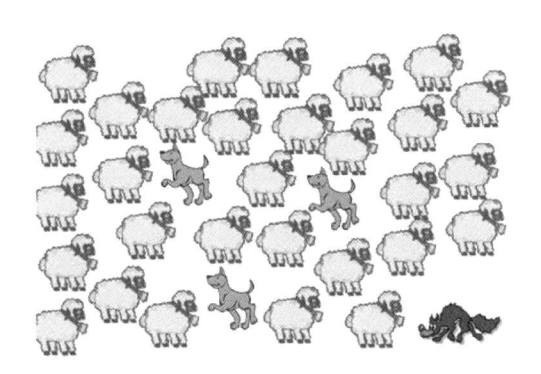

　魚油などのサプリメントを摂ることは、ヒツジの大群が投入されることを意味しています。

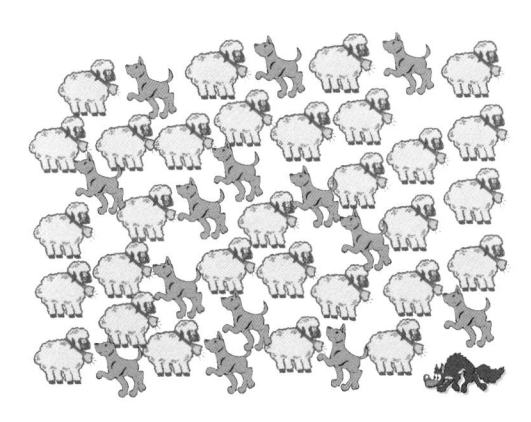

　それに見合う量の番犬も動員しないといけません。植物油を必要以上に摂らないことも大切です。

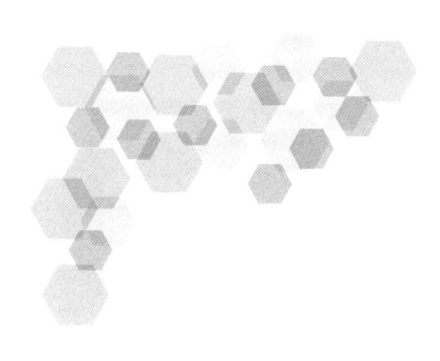

第5章

ミネラルの基礎とキレート

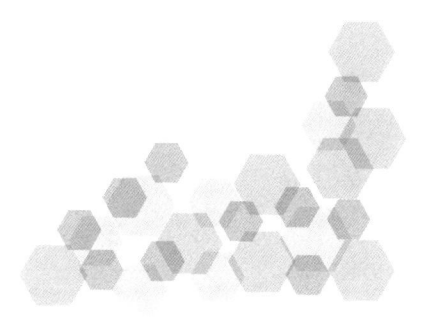

栄養素となるミネラルの顔ぶれ

　ミネラルは、ヒトのからだの構成要素となる元素です。

　ヒトのからだはたくさんの原子が集まって作られているわけですが、どの原子がどのくらい含まれているのかを考えてみましょう。

　脳、肝臓、心臓などの組織を分解して、その中に含まれるタンパク質や脂肪もどんどん分解していったとします。

　最後はバラバラになった原子の山になりますが、酸素は酸素で集め、カルシウムはカルシウムでまとめてみますと、全体の約97%は4種類の主要元素になります。残りは3%ほどですが、ここにミネラルが含まれます。その内訳は、主要ミネラル（1日の必要所要量が100ｍｇ以上）が7種類。微量ミネラルが十数種類になります。

元素とは　原子とは

　元素は概念。たとえば、「水素の性質」、「カルシウムの役割」などの概念（＝共通する特徴）的な話をするときの水素やカルシウムは、元素と呼ぶのが適切です。

　原子は実体（粒のようなイメージ）。「水素2つと酸素1つで水の分子になる」の水素と酸素は原子と呼ばれます。

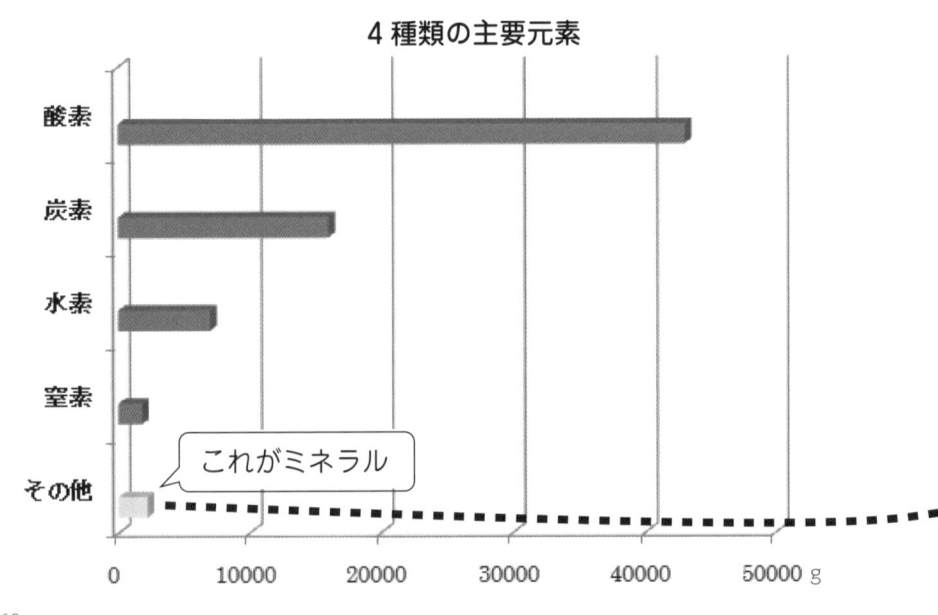

4種類の主要元素

これがミネラル

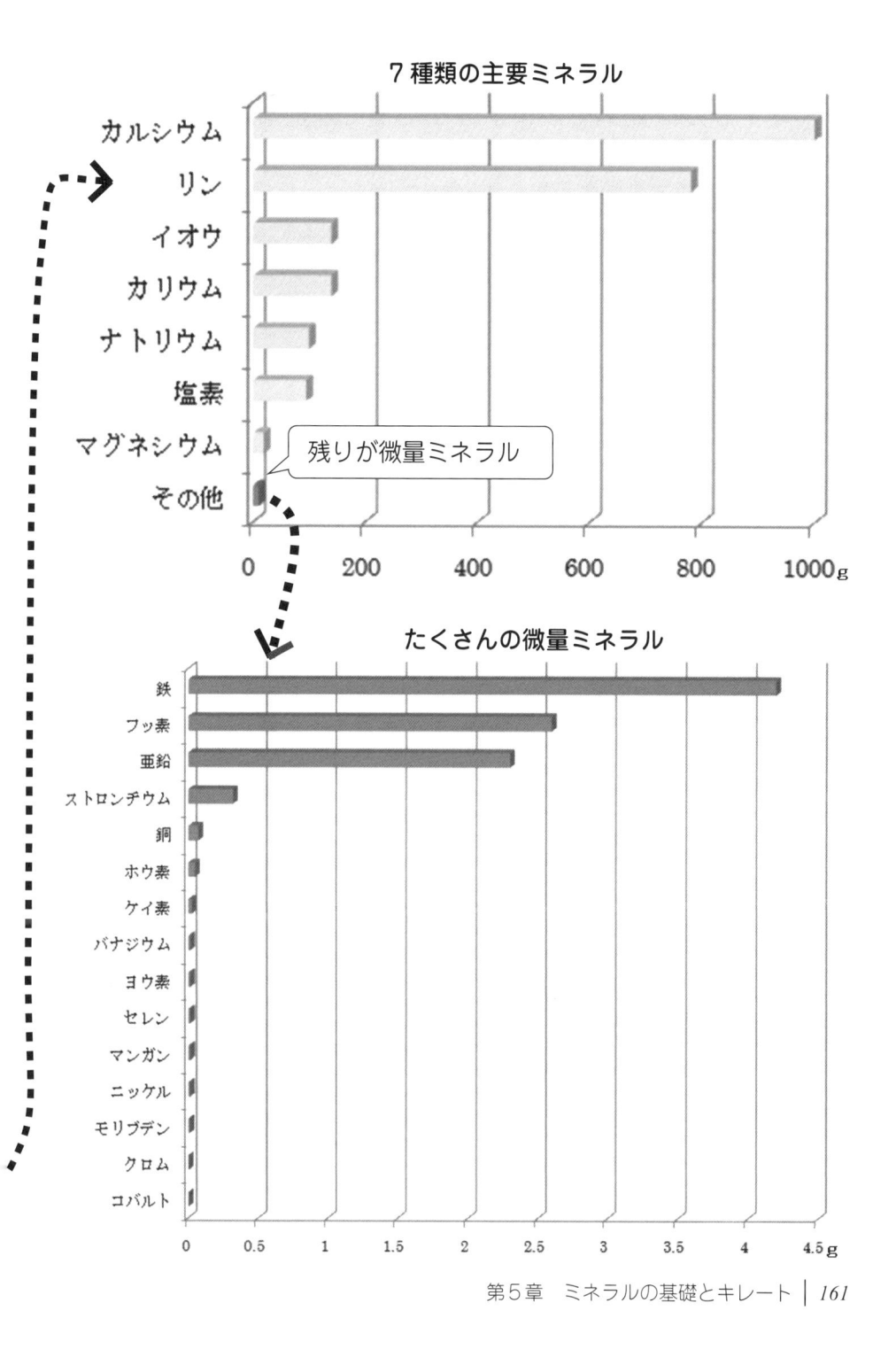

残りが微量ミネラル

ミネラルは元素そのままのかたちで栄養素に

　ミネラルは、他の栄養素と決定的に「かたち」が違います。ミネラル以外の栄養素は、4種類の主要元素を中心にたくさんの原子が結合して作られた有機化合物です。一方、ミネラルは元素そのままの存在で栄養素となります。

有機化合物とは

　「分子構造に炭素原子を含む化合物の総称」
　狭義では、「生物の体内でしか作られない化合物」。「有機肥料」などはこちらの意味ですね。

他の栄養素はたくさんの原子が集まって作られていますが…

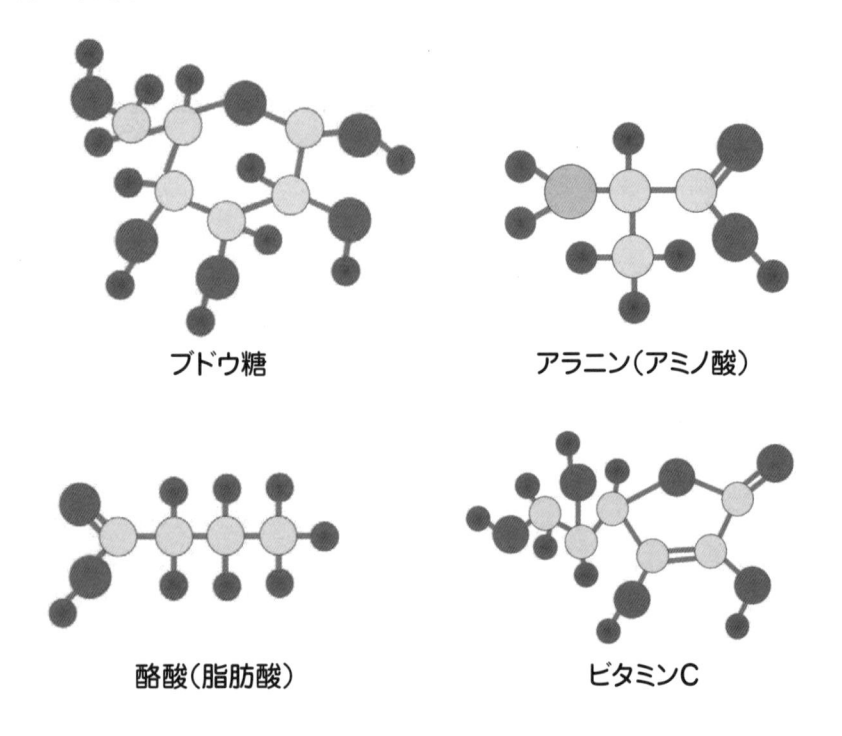

ブドウ糖

アラニン（アミノ酸）

酪酸（脂肪酸）

ビタミンC

ミネラルは元素そのままで栄養素になります。

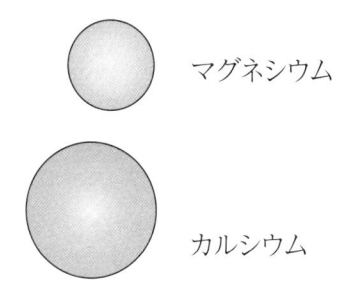

マグネシウム

カルシウム

　有機化合物は、炭素や酸素などを組み合わせることで新たに作ることができます。一方、元素そのものであるミネラルは、新たに作れません。ですから、土壌にミネラルが少ないと、そこで育った植物も、それを食べた動物にもミネラルが少なくなります。

　有機化合物は、原子と原子のつながりを切り離されれば、かたちが壊れていきます。一方、ミネラルは決して壊れません。元素そのものなので、壊しようがありません

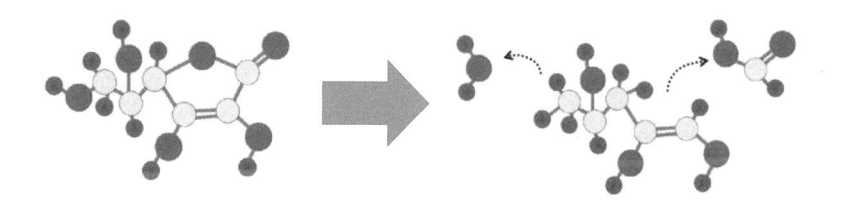

ビタミンは、壊れてしまうことがあります。

　ミネラルは加熱しても、長いあいだ
放置しておいても壊れません。

キレートされたミネラルは成分名を見れば分かる

　ここからは、ミネラルの吸収とキレートの関係についてお話ししましょう。

　ミネラルは、単体で存在することもあるし（この状態は「裸のミネラル」とも呼ばれます）、タンパク質などの分子の中に組み込まれていることもあるし、他の分子（や原子）と結合していることもあります。

　この「他の分子と結合している」タイプに、キレートされたかたちになっているミネラルと、そうでないミネラルがあるのです。

　サプリメントに含まれるミネラルにも、キレートされたものとそうでないものがあります。それは成分名を見れば区別ができます。

キレートされたミネラル

　　クエン酸〇〇〇
　　アスパラギン酸〇〇〇
　　グルコン酸〇〇〇
　　乳酸〇〇〇
　　フマル酸〇〇〇
　　ピコリン酸〇〇〇
　　オロチン酸〇〇〇

キレートされていないミネラル

　　塩化〇〇〇
　　酸化〇〇〇
　　硫酸〇〇〇
　　炭酸〇〇〇

　〇〇〇には、カルシウム、マグネシウム、亜鉛など、ミネラルの名前が入ります。

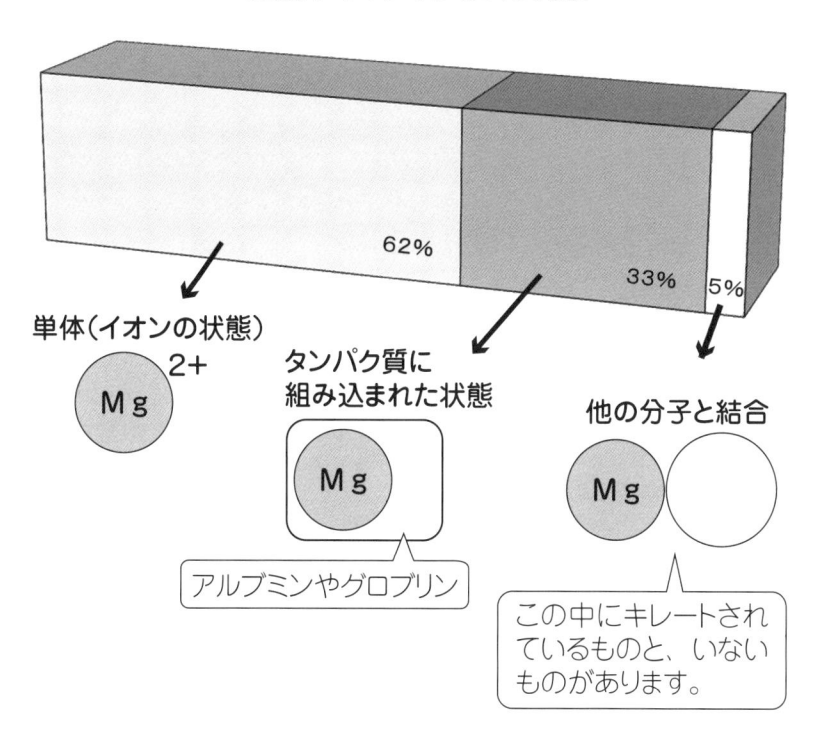

血液中のマグネシウムの内訳

単体（イオンの状態）

Mg 2+

タンパク質に
組み込まれた状態

Mg

アルブミンやグロブリン

62%

33%

5%

他の分子と結合

Mg

この中にキレートされ
ているものと、いない
ものがあります。

ミネラルをはさむような結合がキレート

キレートされているミネラルとされていないミネラルをイラストで確認してみましょう。

マグネシウム

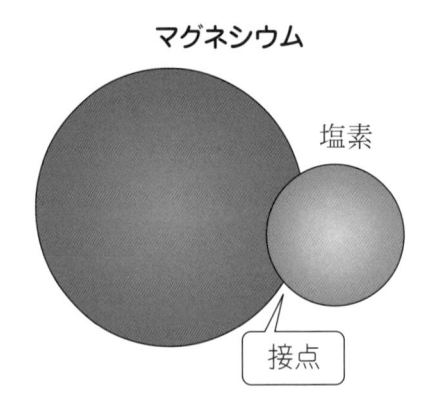

マグネシウムと塩素のペア。ミネラル同士の結合です。これはキレートではありません。ポイントは、結合している接点の数です。マグネシウムと塩素の接点は1つしかありません。

リン酸

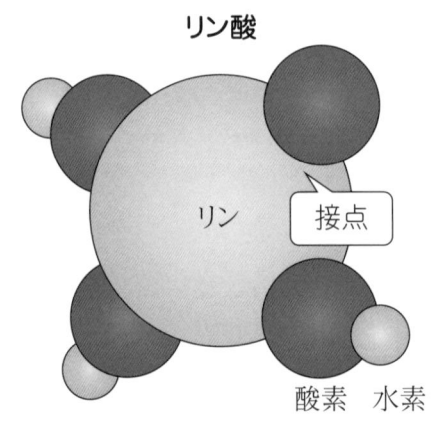

リン酸はリンに4つの酸素が結合してます。一部の酸素には水素もつながっています。これもキレートではありません。4つの酸素がくっついていますが、それぞれの酸素とリンとは1点でしか接していないからです。

ミネラルとつながる接点を複数持っている分子もあります。

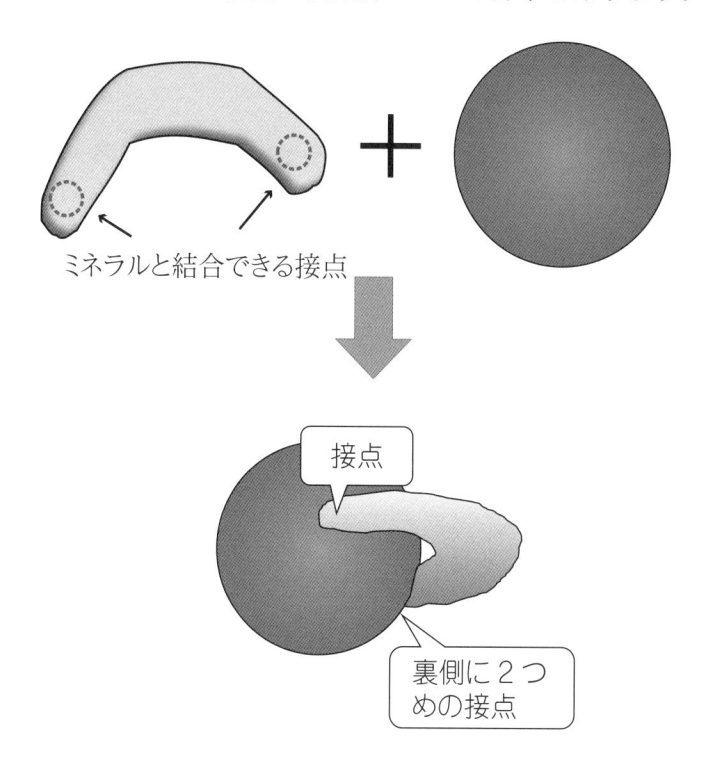

ミネラルと結合できる接点

接点

裏側に２つ
めの接点

　これが、キレートになります。ミネラルをはさむようなかたちに
なる結合です。キレートの語源は、ギリシャ語で「カニのはさみ」
を表す言葉です。

アミノ酸は、代表的なキレート分子

キレートはミネラルの吸収に影響を与えます。アミノ酸の多くはミネラルをキレートすることができ、吸収も良くしてくれます。

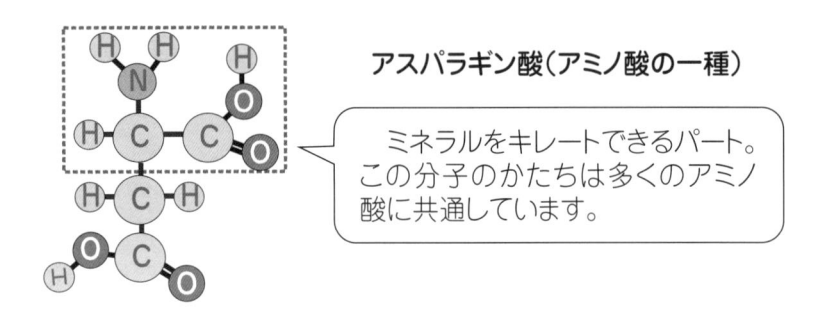

アスパラギン酸（アミノ酸の一種）

ミネラルをキレートできるパート。この分子のかたちは多くのアミノ酸に共通しています。

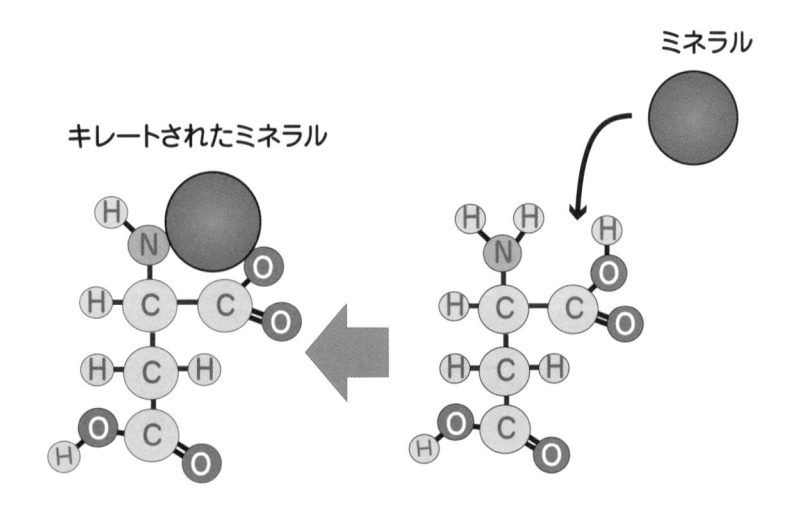

ミネラル

キレートされたミネラル

カニのはさみのようにミネラルをつかみます。アミノ酸は、ミネラルのサプリメントにもよく利用されるキレート分子です。

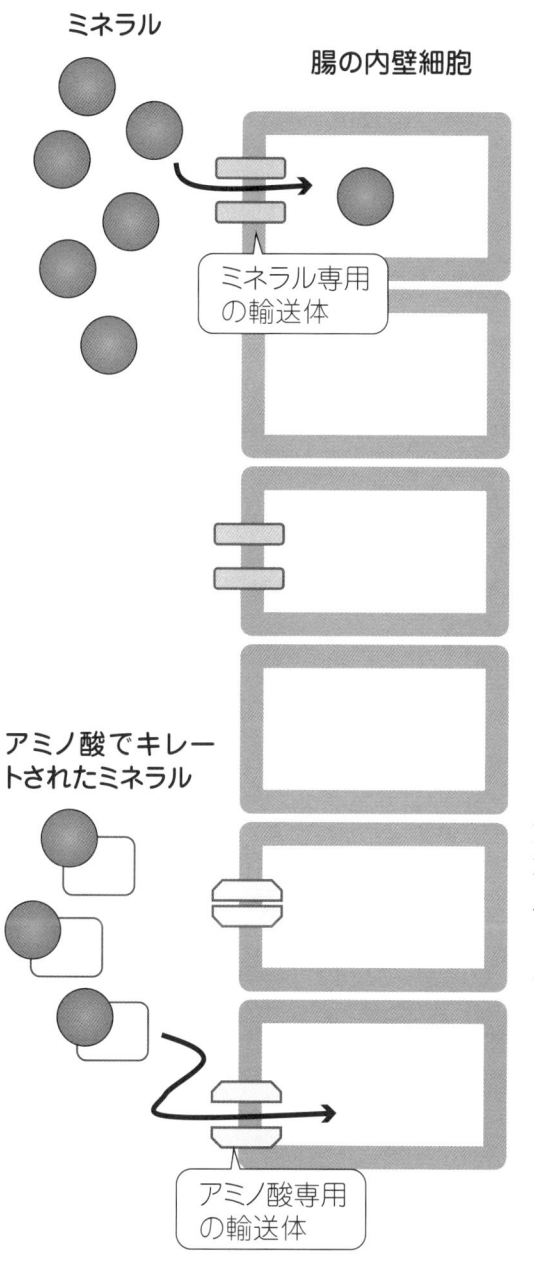

ミネラル

腸の内壁細胞

ミネラル専用
の輸送体

アミノ酸でキレー
トされたミネラル

アミノ酸専用
の輸送体

　腸の内壁（栄養素が吸収される場所）には、ミネラルを吸収するための輸送体がある。

　ミネラルは他の栄養素と比べて吸収率が悪く、吸収されないまま排泄される量も多い。

　アミノ酸でキレートされたミネラルは、ミネラル本来の吸収ルートに加えて、アミノ酸専用の輸送体からも吸収される。これによって、より多くのミネラルを吸収できる。

ミネラルの吸収を妨げるキレート

　ミネラルの吸収を妨げるキレート分子もあります。その中で一番有名なのはフィチン酸でしょう。

イノシトール

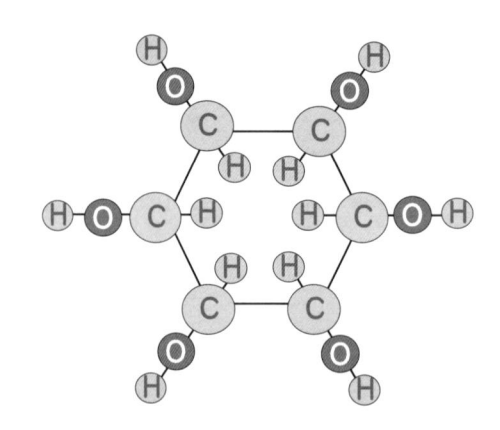

　フィチン酸はイノシトールとよく似た分子構造をしています。イノシトールは6個の炭素で骨格が作られている分子です。

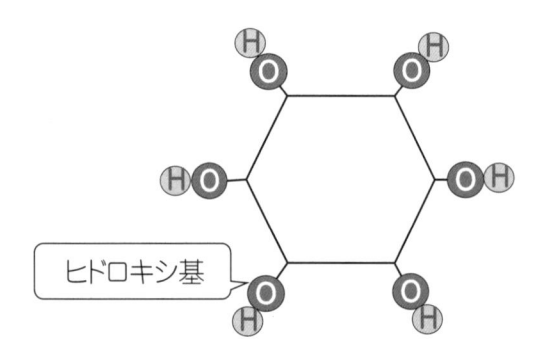

　シンプルに描くと、こんな感じ。炭素にくっついているパートは、「ヒドロキシ基」と言います。

ヒドロキシ基

フィチン酸

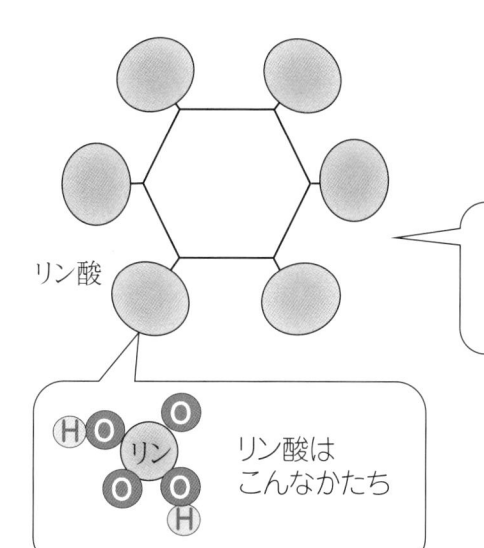

リン酸

H O O リン O O H

リン酸は
こんなかたち

イノシトールの持つ6個のヒ
ドロキシ基をすべて「リン酸」
に置き換えたのがフィチン酸
です。

リン酸とリン酸のあい
だで、ミネラルをはさ
むことができます。

フィチン

フィチン酸は、最大6個
のミネラルをキレートで
きます。

ミネラル

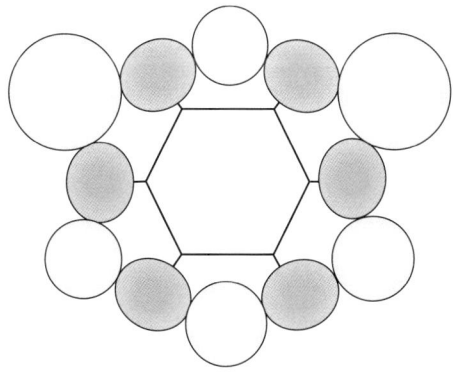

ミネラルをキレートした状態
のフィチン酸は、「フィチン
（フィチン酸塩）」と呼ばれま
す。食品中に含まれているの
は、フィチン酸ではなく、フィ
チンです。

吸水させると、ミネラルを吸収しやすくなる

フィチンは、玄米などの精製されていない穀物や豆類に含まれています。

フィチンは、ヒトの消化管で分解も吸収もできません。そのため、せっかく食品中に含まれていたミネラルは吸収できないまま、便から排泄されてしまいます。

ただし、この問題は玄米や豆を吸水させたり、発芽させたり、発酵させたりすることでほとんど解消できます。

吸水（or 発芽、発酵）させると、穀物や豆の中で、「フィターゼ」という酵素が活性化します。このフィターゼの働きによって、フィチン酸からリン酸が切り離され、ミネラルをキレートできなくなるのです。

この後、元のフィチン酸のかたちに逆戻りはしないので、解放されたミネラルが再びつなぎ止められることはありません。

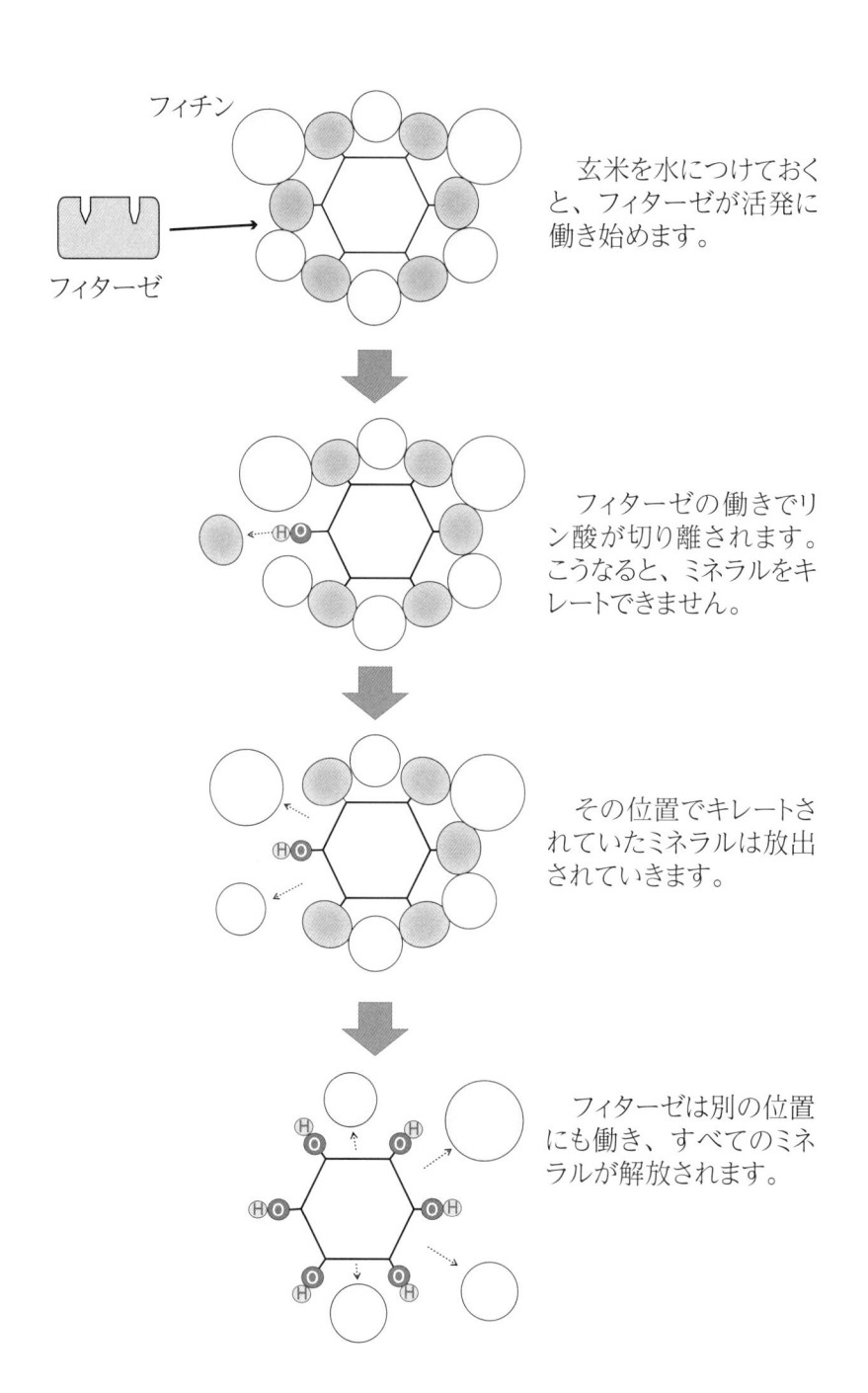

フィチン

フィターゼ

玄米を水につけておく
と、フィターゼが活発に
働き始めます。

フィターゼの働きでリ
ン酸が切り離されます。
こうなると、ミネラルをキ
レートできません。

その位置でキレートさ
れていたミネラルは放出
されていきます。

フィターゼは別の位置
にも働き、すべてのミネ
ラルが解放されます。

フィチンに関する２つの誤解

「フィターゼがなくても、フィチンは胃の中でフィチン酸とミネラルに分解される。だから、ミネラルを問題なく吸収できる（吸水、発芽、発酵等の必要はない）」と言う説（？）

　これは、半分当たっていて、半分間違っています。

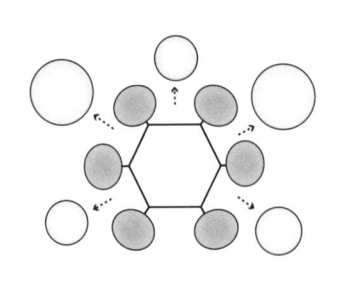

　確かに、胃酸が十分に分泌されていれば、胃の中でフィチンからミネラルが離れて行き、フィチンはフィチン酸とミネラルたちに分かれます。

　ただし、ヒトの消化管内にはフィターゼがないので、フィチン酸からリン酸を切り離すことはできません。

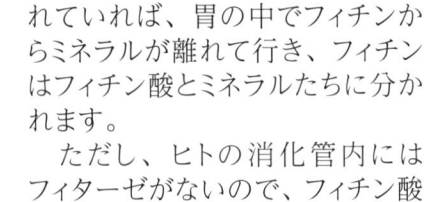

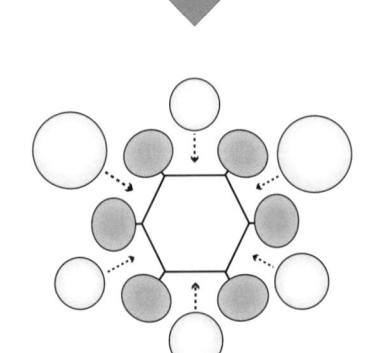

　腸に入ってpHが上昇すると、フィチン酸はすぐさまミネラルと結合します。これでは、ミネラルは吸収できないまま排泄されてしまいます。

「玄米に含まれているフィチン酸は、体内のミネラルと結合して排泄させるため、ミネラル欠乏を招く」も誤解です。

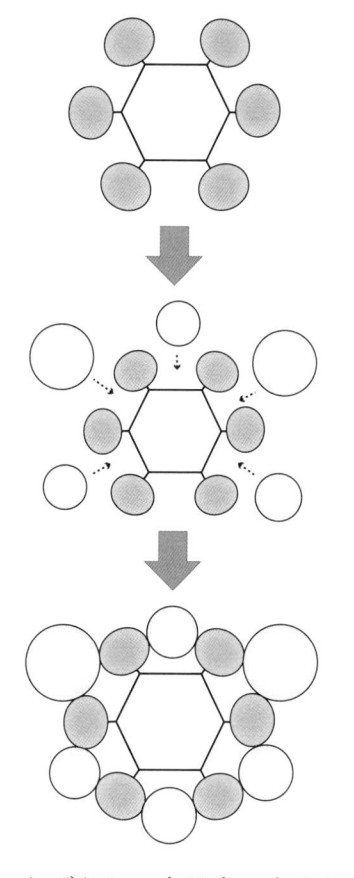

玄米（や豆など）に含まれていたフィチン酸が腸から吸収されて体内に入り…

体内にあったミネラルを吸着し…

ミネラルと一緒になったまま、からだから排泄されてしまう…という流れにはなりません。

　なぜなら、食品中に含まれているのはフィチン酸ではなく、フィチンだからです。フィチンは、すでにつかめるだけのミネラルをつかんだ状態です。

　ですから、最悪でも玄米に含まれていたミネラルがそのまま排泄されてしまい、吸収されないというだけです（吸水させればミネラルを吸収できます）。体内にあった貴重なミネラルが、玄米を食べることで失われることはありません。

ミネラルを不足させる食事

「精製度の低い穀物（玄米とか全粒粉パンとか）を食べていると、フィチンの影響でミネラルの欠乏症が起こる」と言われることがあります。この主張の根拠となっているのは、エジプトやイランの小児に見られる、亜鉛不足に原因する成長障害です。

ただし、エジプトやイランは、栄養的に見て世界でも特殊な場所です。世界史の古代文明で、エジプトやメソポタミアが出てきましたね。古くから耕作に利用されてきたため、この地域にはミネラルが枯渇している土壌が多いことが知られています。

エジプトやイランの小児にミネラル欠乏症が現れやすいのは、フィチンのせいではなく、食事からのミネラル摂取不足が原因している可能性が高いのです。

フィチンが問題になるとすれば、「もともとミネラルが不足する食生活」をしている上に、「フィチンを高濃度で含む食材（小麦胚芽など）」を摂っているケースなどが考えられます。

フィチンを心配して白米や白パンを選ぶより、食事からのミネラル摂取量を増やすことを考えるべきです。精製度の低い穀類は、ビタミン、ミネラル、食物繊維の重要な供給源となるので、そちらを選ぶ方が望ましいと考えられます。

壊される可能性のあるビタミンと、決して壊れないミネラル。
それを踏まえて、ミネラルの摂り方を考えてみましょう。

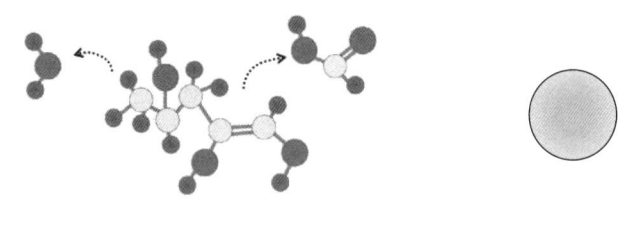

ビタミン

●食材を茹でた時、食材中のミネラルがゆで汁に溶けだすことはあります。ただ、そこで壊されることはないので、スープとして飲めばミネラルを残らず摂取できます。

●植物の中には、ビタミンを作る酵素も、壊す酵素も含まれています。収穫されたあとは、ビタミンを作る酵素はほとんど働かなくなりますが、壊す酵素は活発に働き続けます。ですから、輸送の過程、店頭での保管、ご家庭での保存の過程でビタミンは壊されていきます。一方、ミネラルは長く保存されても壊れることはありません。

●乾燥させた場合、ビタミンが失われることはあっても、ミネラルは減りません。水分が減少する分凝縮されて、ミネラル濃度が高まります。かつお節、昆布などの乾物やドライフルーツはミネラルの良い補給源になります。

●食品を加工したり、穀物を精製したりする過程では、ミネラルは大幅に損なわれます。8割〜9割失われることも珍しくありません（ナトリウムは加工食品の方が増えます）。

●ですから、自然な食品を自分で調理して食べる機会が少なく、加工食品をよく利用している人ほど、ミネラルが不足しやすくなります。

おわりに

　突然ですが、皆さんはお仕事を全然楽しめなくなり、自分がやりたいことは何か他にあるんじゃないかと悩んだ時はありませんか？本当にやりたかったことのヒントを探して、ご自分の子供時代を振り返った経験はないでしょうか？

　ぼくは、あります。

　仕事への情熱を失って、自分が「吹けば飛ぶような将棋の駒」か、「水にただよう浮き草」にしか思えない時期がありました。当時は新宿駅にホームレスの人がたくさんいましたが、そばを通るたびに、「今の仕事を続けていたら、自分も必ずこうなる」と鮮やかなビジョンが浮かびました。

　もっと明るい未来図に切り替える糸口を探して、振り返ってみた小学生のころの「将来なりたい職業」。いろいろ掘り出しました。漫画家、獣医、北海道で牧場主、プロレス雑誌『ゴング』の編集者...1つだけ選ぶとしたら、断然「お医者さん」だな、と思いました。

　一応、健康にかかわる仕事に携わっていたので、それなりに望み通りの職種には就いていたはずです。それなのに、浮かぶビジョンはホームレス。結局、自分探しのヒントは子供時代には見つからないのか、と考えていたのですが...

　ある時、ふと気づいたことあります。

　ぼくは幼いころからだが弱く、急な頭痛や腹痛でよく学校を休みました。でも、小児科の先生の前に座ると、それだけで安心するせいか、痛みが溶けて消え去ることが何度もありました。ぼくにとってお医者さんのイメージは、「どうしましたか？」と柔らかく声をかけてくれる頼れるおじさんでした。

ひょっとして、自分が本当になりたかったのは、「不安を抱えている人を、安心させられる大人」？　そう考えると、自分はほとんど正反対の仕事をしていたことに気づきました。

　本を売るため、注目を集める記事を書くための常套手段は、不安をあおることです。ぼくはそれが苦手で、うまくできないからダメなのだと考えていました。いつしか、不安や恐怖を抱かせる表現を追求するばかりになっていました。

　自分は、本当にやりたかったのと正反対のことに血道を上げていたのかもしれない。それが、仕事を楽しめず、行き詰まっていた原因ではないかと思い至りました。

　心の平和や安心、癒やしを提供する方が自分には、うまくできそうな気がしました。残りの人生、自分らしく仕事をしようと考えていた時に、現在、平田ホリスティック教育財団の理事長をされている平田（竹内）進一郎さんに出会い、栄養講座の講師を依頼されました。

　その講座では、いたずらに不安をあおることも、「これさえ摂ればOK」とインスタントな解決策を提示することも、センセーショナルに話を盛ることも必要ありませんでした。

　現時点で栄養学の研究がどこまで進んでいるか、何が分かっていないのか。議論が分かれているテーマはどのように考えるのが妥当かを、ただありのままに解説しました。不安ではなく、感謝と喜びとともに食事をする大切さにフォーカスを移しました。そして、「今まで理解できずにいた栄養学の知識」を、確実に理解してもらえることに注力しました。

　幸い、熱心でお気持ちの温かい生徒さんたちに恵まれ、支えられながら、ぼくはこの方向で仕事を進めていけば大丈夫だと確信を得ることができました。

　平田理事長との栄養講座のお仕事は、今年で９年目に入ります。

本書は、その内容をダイジェスト的にまとめたものです。

　定年退職を迎えるような年齢になって、本当に楽しめる仕事にようやく巡り合えました。その機会を与えてくださった平田理事長と奥様の秀子さんに心より感謝いたします。

丸元康生

【お問い合わせ・ご連絡先】

平田ホリスティック教育財団
　https://www.h-hef.org/home

ホリスティックカレッジ・オブ・ジャパン
　https://www.holisticcollege.jp/

〒 211-0051　神奈川県川崎市中原区宮内 2-12-13
電話：044（820）6895　FAX：044（741）3484

丸元　康生（まるもと　やすお）

平田ホリスティック教育財団理事
ホリスティックカレッジ・オブ・ジャパン講師

1958 年生まれ。
青山学院大学文学部日本文学科卒業。米国ワシントン州、イースタン・ワシントン大学卒業。栄養学、生化学を専攻。
難しい栄養学を独自のイラストを使った分かりやすい解説が好評である。
著書に『ビタミンがスンナリわかる本』、『スンナリわかる脂肪の本』、共著書に『豊かさの栄養学』シリーズ、訳書に『ジョナサン・ライト博士の新・栄養療法』など、親子 2 代（父：丸元淑生）にわたり、米国栄養学を日本に伝えてきた先駆者的存在。現在は、平田ホリスティック教育財団理事として、心とからだをつなぐホリスティック栄養学を伝えている。

スンナリ分かる栄養学ベーシック
深いところで理解する「自然の意に沿った食べ方」

2019年 5 月18日　　発行

著　者　丸元　康生
作成者　平田ホリスティック教育財団
発行所　ブックウェイ
〒670-0933　姫路市平野町62
TEL.079（222）5372　FAX.079（244）1482
https://bookway.jp
印刷所　小野高速印刷株式会社
©Yasuo Marumoto 2019, Printed in Japan
ISBN978-4-86584-406-1